图书在版编目（CIP）数据

微创外科手术技能培训/［英］纳德·弗郎西斯(Nader Francis)等主编；锁涛，陈凌主译. —长沙：中南大学出版社，2019.6
　　ISBN 978 - 7 - 5487 - 3068 - 2

　　Ⅰ.①微…　Ⅱ.①纳…　②锁…③陈…　Ⅲ.①显微外科学
Ⅳ.①R616.2

　　中国版本图书馆CIP数据核字(2017)第279062号

AME 学术盛宴系列图书 3B016
微创外科手术技能培训
WEICHUANG WAIKESHOUSHU JINENGPEIXUN

Editors: Nader Francis　　Abe Fingerhut　　Roberto Bergamaschi　　Roger Motson
主译：锁涛　陈凌；编译：程陶然　李皓璇

□丛书策划　郑　杰　汪道远
□项目编辑　陈海波　廖莉莉
□责任编辑　孙娟娟　江苇妍
□责任校对　石曼婷
□责任印制　易建国　潘飘飘
□版式设计　王　李　朱三萍　林子钰
□出版发行　中南大学出版社
　　　　　　社址：长沙市麓山南路　　　　邮编：410083
　　　　　　发行科电话：0731-88876770　　传真：0731-88710482
□策　划　方　AME Publishing Company
　　　　　　地址：香港沙田石门京瑞广场一期，16 楼 C
　　　　　　网址：www.amegroups.com
□印　　装　天意有福科技股份有限公司

□开　　本　710×1000　1/16　□印张 12.5　□字数 249 千字　□插页
□版　　次　2019 年 6 月第 1 版　□2019 年 6 月第 1 次印刷
□书　　号　ISBN 978 - 7 - 5487 - 3068 - 2
□定　　价　105.00 元

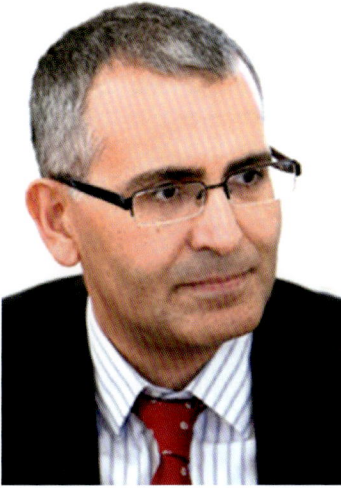

Nader Francis
NHS信托基金会耶奥维尔区医院
耶奥维尔
英国

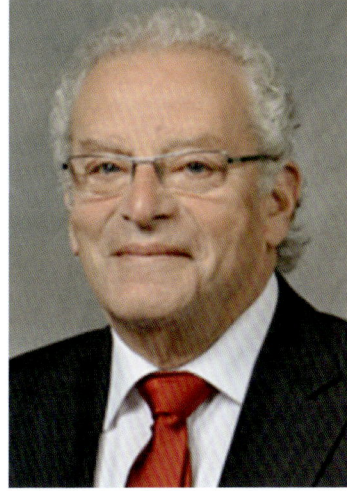

Abe Fingerhut
普瓦西
法国

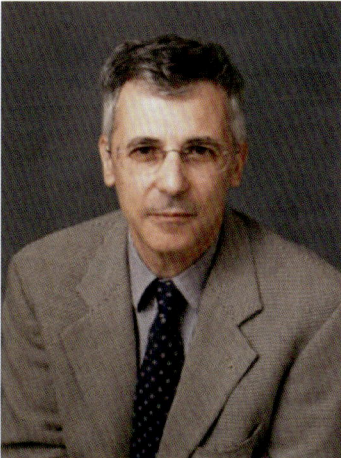

Roberto Bergamaschi
石溪大学附属医院
纽约
美国

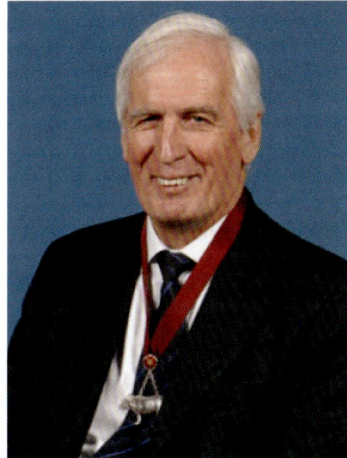

Roger Motson
科尔切斯特总医院
科尔切斯特，埃塞克斯
英国

译者风采

主译：

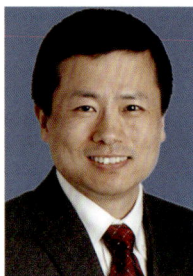

锁涛　医学博士，副主任医生

复旦大学附属中山医院普外科胆道外科副主任

复旦大学附属中山医院临床技能中心副主任，外科组长
中国医师协会外科医生分会肿瘤外科专业委员会委员
中国医师协会外科医生分会胆道专业委员会青年委员
中国抗癌协会胆道专业委员会青年委员
中国医学疗保健国际交流促进会胃肠外科分会第一届专业委员会委员
专注于胆道疾病的基础及临床研究，擅长胆道疾病的微创治疗和胆道肿瘤的综合治疗。发表论文十余篇，多篇被SCI收录。

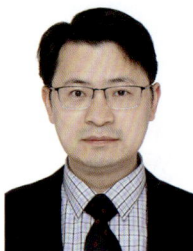

陈凌　医学博士

复旦大学附属中山医院普外科主治医生

主要从事消化道恶性肿瘤的基础和临床研究。目前承担国家自然科学基金面上项目1项，发表论文十余篇。

译者（以首字母拼音为序）：

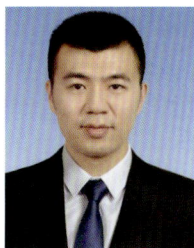

薄晓波　外科学博士
复旦大学附属中山医院普通外科

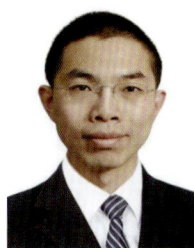

冯青阳　医师
复旦大学附属中山医院普通外科

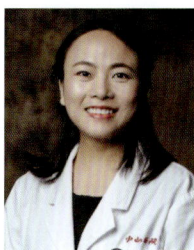

蔡明琰　外科学博士
复旦大学附属中山医院内镜中心

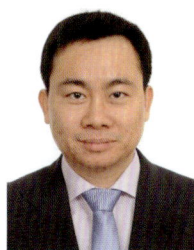

顾晔　副主任医师
复旦大学附属中山医院神经外科

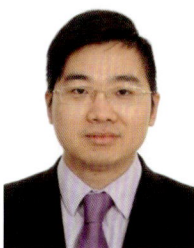

常文举　主治医师
复旦大学附属中山医院普通外科

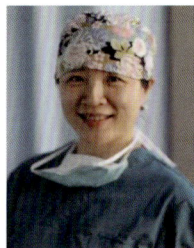

李秉璐　教授，主任医师
北京协和医院基本外科

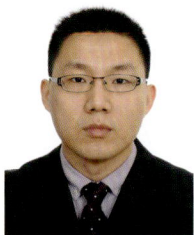

李敏　主治医师
复旦大学附属中山医院普通外科

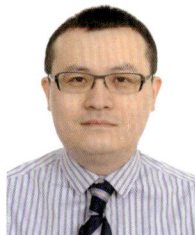

施晨晔　主治医师
复旦大学附属中山医院普通外科

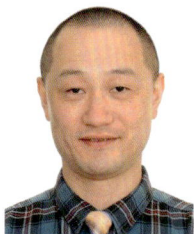

鲁继东　主治医师
复旦大学附属中山医院泌尿外科

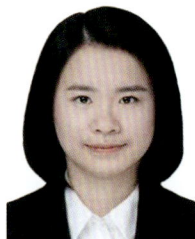

陶颖　硕士研究生
复旦大学附属中山医院普通外科

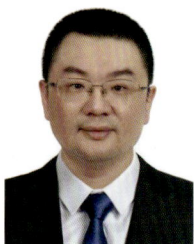

任黎　副主任医师
复旦大学附属中山医院普通外科

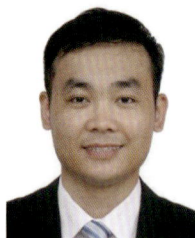

王吉文　住院医师
复旦大学附属中山医院普通外科

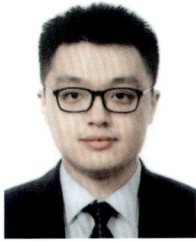

徐向来　医师
复旦大学附属中山医院泌尿外科

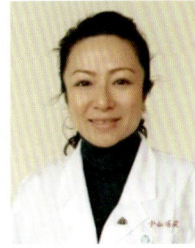

余情　副主任医师
复旦大学附属中山医院教育处规范化培
训科

AME 学术盛宴系列图书序言

这个系列图书具有几大特色：其一，这个系列图书来自Springer，Elsevier，Wolters Kluwer，OUP，CUP，JBL，TFG等各大出版社，既有一些"经典图书"，也有一些实用性较强的"流行图书"，覆盖面甚广；其二，这个系列图书的翻译工作，都是基于"AME认领系统"，我们花费近1年时间，开发这套"认领系统"，类似出版界的Uber/滴滴，成功地对接了图书编辑老师、译者和审校者之间的需求。一般情况下，我们发布一本书的目录等信息之后，48小时内该书的翻译任务就会被AME注册会员一抢而空——在线完成译者招募和审校等工作，参与翻译和校对工作的人员来自国内众多单位，可谓智力众筹；其三，整个翻译、审校、编辑和出版过程，坚持"品书"与"评书"相结合，在翻译的同时，我们邀请国内外专家对图书进行"点评"，撰写"Book Review"，一方面刊登在我们旗下的杂志上，另外一方面将其翻译成中文，纳入本书中文版，试图从多个角度去解读某个图书，给读者以启迪。所以，将这个系列图书取名为"学术盛宴"，应该不足为过。

虽然鲍鱼、鱼翅等营养价值较高，但是，并非适合所有人，犹如餐宴一样，享受学术之宴也很有一番讲究。

与大家分享一个真实的故事。有一天，南京一位知名上市公司的总裁盛情邀请我参加一个晚宴。

席间，他问了我一个问题：国外的医术是不是比中国先进？瑞士的干细胞疗法是不是很神奇？

因为我没有接受过瑞士的干细胞治疗，所以，对此没有话语权，我个人对这个疗法的认识仅限于"一纸"——只是有几次在航空杂志上看到过相关的"一纸"广告。

正当我准备回答他的问题的时候，他进一步解释，"上个月，我的一位好朋友就坐在你今天这个座位，他已超过50岁，但是，看起来很年轻，因为他去瑞士接受过干细胞治疗……"

"您的这位朋友，他的心态是不是很平和？他的家庭是不是很幸福？他的爱情是不是很美满？"我反问了几个问题。

他毫不犹豫地回答："是的。"

"他的外表看起来很年轻，可能是由于接受干细胞治疗这个因素导致的，更可能是干细胞治疗、家庭、爱情、事业等多个因素共同作用所造成的。"听完我的回答，这位优秀的总裁先生好像有所感悟，沉默了片刻。

虽然这个系列图书，从筛选图书，到翻译和校对，再到出版，整个环节中，层层把关，但是，我们无法保证其内容一定就适合您。希望您在阅读这个系列图书的过程中，能够时刻保持清醒的头脑、敏捷的思维和独立的思考，去其糟粕，取其精华，通过不断学习消化和吸收合适的营养，从而提高和超越自我的知识结构。

开卷有益，思考无价，是为序。

汪道远
AME出版社社长

原著序言

　　有很多原因让我欣然受邀为本书作序，其中最主要的一点，是它讲述了外科领域中最重要的话题。本书中强调的一些概念，也是我在职业生涯中认为很有意义的重要内容，比如微创外科——minimal access surgery（MAS），即被设计用来减少入路创伤的外科手术，而不仅仅只是字面上所谓的"微创外科（minimally invasive surgery）"。同样，学习曲线（learning curve）这个词也不能正确地描述外科医生接受培训直至达到熟练自如、心手和一的境界所需要走过的艰难历程。到达这个阶段时，他将能够稳定地完成特定手术，且能让患者获得很好的预后。熟练度—增益曲线（proficiency-gain curve）这个词比"学习"更好，它是当代基于胜任力（competence-based training）训练的核心，也是这部书的重要内容。毫无疑问，这本十三章的《微创外科手术技能培训》完美描述了20世纪80年代以来出现的微入路（小切口）外科领域的进展，并且包含大量的最新信息。显然，有读者会在这么多的内容中发现有重复的部分，但我认为这些重复正是需要强调的内容。一些重要的议题比如微创外科训练课程、模拟和训练、内镜（结肠镜）训练以及很多其他内容都被专业、客观地详细描述。我发现微创外科在线培训特别抓眼球，因为它预示着这个数字时代培训全球化的必然趋势。

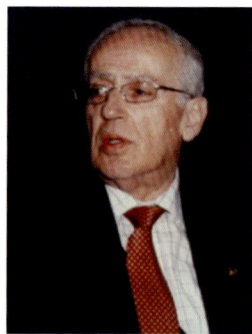

Alfred Cuschieri爵士，教授
爱丁堡皇家学会会员（FRSE）
首席科学顾问
邓迪大学医学科学技术研究所

中文版序言

100多年前，美国外科学家William Halsted借鉴德国的住院医师训练模式，在约翰·霍普金斯大学建立起外科住院医师培训制度。从此，外科医生的培养，从传统的师徒传承进入了学院教育时代。然而，手术技能的传授，仍然主要采用学徒制模式。由William Halsted所倡导的"看一个，做一个，教一个（See one, do one, teach one）"这一原则，对于一代又一代外科医生的培养，产生了积极而深远的影响。

作为临床医生，我们都可能成为人师。当我的外科职业生涯刚刚起步时，我的老师便将这一理念传授于我。40年来，我逐渐领悟并努力实践着这一理念，也有幸成为现代外科快速发展的亲历者和见证人。30年来，以腔镜手术和内镜治疗为标志的微创外科蓬勃兴起，成为现代外科最具活力的一个领域，更使外科学这门艺术充满无限未来。随着微创外科理念的普及和微创手术技术的推广，我深深体会到，开放手术时代行之有效的手术技能教学模式遭遇到前所未有的挑战。

微创外科时代，"师—徒"间的关系已经发生了微妙变化。各种模拟培训器械，包括虚拟现实技术的广泛应用，使得基本手术技能的获取不再局限于手术室内。同时，越来越丰富的视频资源，让外科医生随时随地都可以学到不同风格不同理念的手术技能，并在便捷的沟通交流中得以快速提高。因此，微创外科时代对"师"——手术技术传授者——的素质和能力提出了更高要求。"师者"，除了精于"授业"，还应勤于"传道"、善于"解惑"。

《微创外科手术技能培训》一书无疑是微创外科培训领域——包括从事临床教学的高年资医生，接受手术技能培训的低年资医生，以及医学教育培训机构和管理人员——一部极佳的参考书。本书作者来自于欧美诸多医学院校和医学中心，他们既是微创外科专家，对于微创外科的教学和培训也具有丰富经验。全书涵盖了微创外科的诸多专业，涉及结直肠外科、减重外科、泌尿外科、机器人手术，以及内镜（肠镜），特别对微创外科培训中诸多的技术细节，以及各种争议和热点，乃至教育心理学问题，都给予了特别的关注。显然，教人以如何"传道""授业""解惑"是本书最大的特点。

由于本书的很多作者既是临床医生，又是医学教育专家，因此，他们善于洞悉问题本质，具有独到见解，许多内容值得读者细细品味和借鉴。例如，本书第五章中便尖锐地指出，高年资外科医生往往热衷于参加各种会议，以便随时更新自己的专业知识，却很少对自身的操作技能寻求进一步培训和提高。事实上，微创外科时代，手术器械和设备的更新速度大大加快，往往带来手术技术的快速发展乃至手术理念的全面更新。因此，现今的外科医生，既然要准备成为人师，首先便要成为一名终身学习的实践者。

目前，我国尚无系统针对微创外科培训的专著。令人欣慰的是，本书在一批活跃在临床一线的青年外科医生的努力之下，得以翻译和出版。我相信本书一定能够得到广大读者的喜爱，并对我国的微创外科培训工作起到一定的推动作用。我更期待适合我国国情的、由国内专家编写的微创外科培训专著早日面世。

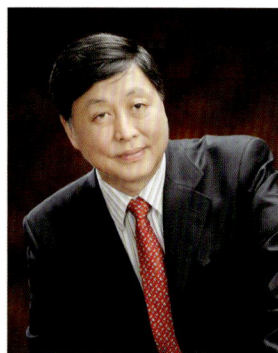

复旦大学附属中山医院外科学教授、博士生导师
复旦大学普通外科研究所所长
中华医学会外科学分会胃肠外科学组组长
中华医学会外科学分会副主任委员
美国外科学院会员（FACS）

致谢

感谢张光金老师、须国融老师、谢倩老师在本书的翻译过程中给予的大力支持和帮助。

尤其要感谢张笋对本书的顺利出版所付出的努力和作出的贡献。

还要感谢纪静文和樊博伟在本书筹备和组织期间的辛勤劳动。

感谢巩子君医生、吴亦安医生为本书部分章节的翻译提出宝贵建议。

目　录

第一章　微创手术学习环境和培训流程的建立

Fiona Carter and Nader Francis

背景介绍

　　高级微创手术（Minimal Access Surgery，MAS）通常伴随着技术上的难题，在其实践和培训的过程中，学习环境往往最具挑战性。尤其是紧张感、责任和压力，会对培训和学习产生负面影响。和其他手术一样，MAS有时可能会在不理想的精神状态下进行，例如极度困倦，或在一系列复杂手术后。MAS额外的压力包括财务指标和大量候诊的患者。然而，公众以及业内都期望外科医生能够排除这些困难来培训年轻医生。管理培训环境需要在紧急情况下控制多种投入和需求。本章将对MAS训练环境中的所有因素进行讨论，包括如何优化和设置MAS培训流程的方法。

最佳培训环境

　　培训环境的定义是指可以提供获取知识、技巧和能力，且不影响患者治疗的外部条件。最佳的培训环境可以促进学习，增进技能和提高培训效率。能否达到最佳的关键在于培训是否能以认知、技术和行为训练为目的。

　　在讨论最佳培训环境的特质之前，首先要明白，设立一个像MAS这样复杂且具有技术挑战的培训环境需要哪些条件。我们可以简单地认为，良好的培训环境可能改善患者的治疗效果。一个最佳的培训环境能够促进团队成员之间进行良好的沟通与协作，以利于相互学习提高，并增加手术的安全性。良好的教学案例包括对该操作步骤加以解析，以便师生能更好地完成每一步操作，最终改善患者的预后。因此，最佳的培训环境有利于提高手术操作的安全性，从而改善患者的疗效。

　　对培训环境的特质分析，以往都集中于手术室内的那些技能，但近来的关注点已转向对人为因素、认知和手术室外技能的培训。

以下讨论的目的，是为了将培训环境所处的硬件环境和手术室内外的教学环境区别开来。

手术室及内镜室的培训环境

硬件环境

MAS作为一种技术依赖型手术，已经在许多领域被广泛接受和推广，这或许受益于该领域技术的快速发展。

在过去的几十年里，MAS越来越多地被应用于具有先进视听技术的手术室，或所谓的"综合手术室"（IOR）当中（图1.1）。它可以将高清晰度视频显示器、触摸屏控制和数据档案等集成到一个内置的系统中，以减少对移动设备的依赖，从而达到提高手术室效率，并改善任何手术室或内镜室医疗团队的人体工程学，以及通讯和信息系统使用体验的目的。

除了可以改进手术操作、提高效率，综合手术室还可以作为会议的直播室或培训和查房的观摩中心。此外，综合手术室还有可能作为外科医生进行远程教学的场所。该部分将在第十章进行详细介绍，简而言之，它包含了远程教学系统，以便于培训师和学员都可以看到现场操作的图像，而且培训师可以通过远程操作仪器来指导学员学习手术中具有挑战性的操作。然而，该技术需要有充足带宽的网络来传输最佳的音频和视频图像，以确保在场和不在场的双方都能够获得相同质量的影音信息。

培训环境

手术团队的主要焦点始终是患者的安全和每个操作步骤的有效性，这同样

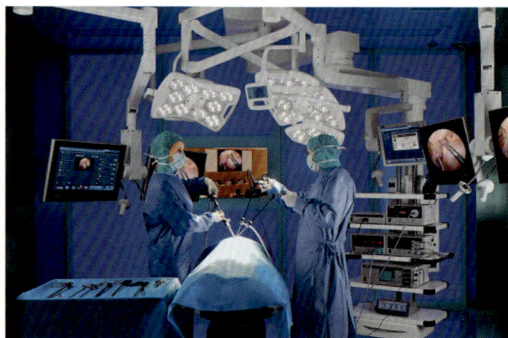

图1.1　综合手术室（©KARL STORZ–Endoskope, Germany）

也应该是培训师和学员的主要培训目标。然而应该注意的是，手术室中的培训应该在有助于培训和促进学习的环境下进行。此外，即使有密切的指导，没有经验的学员在学习MAS时也往往需要更长的时间。这可能是培训师、学员和手术团队中其他成员之间的一个矛盾。在进行诸如MAS等具有挑战性的手术时，专用操作训练清单可以提供最佳的培训环境。然而，鉴于培训目标和培训时间的减少（由于采用欧洲工作时间限令）[译者注：欧洲工作时间限令（European Working Time Directive，EWTD）是欧盟于1998年制定的一条法案，将周工作时限制在48 h以内，以防止雇主要求雇员长时间工作。该法案最初适用于顾问医师等高级医务人员，自2004年8月1日起扩展到初级医生，但医生仍然可以通过签署退出条款来延长工作时间。]，这需要考虑医院所面临的财政压力。因此，在完成常规操作清单的整个过程中，都需要处理这些矛盾。

在一项操作开始之前，培训师需要确认清单是否根据培训目标进行了适当的规划，并且整个团队要知道清单内的哪些部分将用于培训。随着世界卫生组织核查清单的广泛应用，为解决上述问题并在整个团队内达成共识创造了机会。在操作清单中，如果某个病例或某些病例超出了预计的时间，培训师将根据学员的期望和关注重点重新调整。在完成了培训病例/清单后，签退程序可以让团队汇总出有用的学习点，以利于将来的培训病例顺利进行。

表1.1总结了理想培训环境的特质。这些从培训师、学员和工作人员的角度来看可能会有所不同。团队小结是讨论如何执行操作清单的一个很好的机会，以使尽可能多的人获益，并统一团队所有人的意见，从而建立一个安全的操作与训练环境。学习MAS的新手在出现干扰时更容易表现不佳，因而培训环境应尽量减少中断，以利于学员专注于手头的任务。

表1.1 理想培训环境的特点

（1）以学员为中心，有利于学习

（2）轻松的环境，允许学员与工作人员提问和表达意见

（3）具有培训专用时间

（4）培训师具有专业经验

（5）优先选择适合学员水平的病例

（6）培训师要起到示范作用

（7）学员要能够专注

（8）从容安静的手术室环境，尽量减少干扰（电话、交谈、音乐等）

（9）手术室要有学习反馈的设备，如视频记录和拍照的仪器

（10）如有需要，培训课后可以进行非公开的反馈

手术室外的培训环境

手术室外的培训环境是为了在实施手术之前，提供一个安全措施与理想环境，通常采用模拟手术的方式进行。模拟培训能够成功的因素之一是操作训练的逼真程度。技术的不断进步可以提供更逼真的模拟临床训练的系统。然而，这些系统只适用于少数培训中心和学员。因此需要明白哪些设施可以提供给大多数的外科学员，使他们以安全有效的方式学习MAS技能。对于高级学员和多数专业群体，高度逼真的学习环境是必需的，并且可以在更长的课程中加以评估和重新验证。然而，对于大多数的学习课程，不太可能提供最高的真实度。

探讨MAS时，人们可能会问高仿真模拟手术室对设备有哪些要求。例如，房间的灯通常仅在初始进入和最后关闭的情况下打开。然而，基本设备应该包括：

（1）成像设备：使用真实腹腔镜还是静态摄像头，取决于课程性质。课程越复杂，模拟训练要求的模拟设备就越先进。

（2）手术器械：取决于训练课程，如果是高级腹腔镜手术教学的话，就需要整套器械，如果只是教授特定课程，如腹腔镜缝合，只需要部分器械。

（3）模拟器：通常是干箱、合成的虚拟现实（VR）模拟器、动物器官，或人类尸体。

干实验室的培训环境

理想的干实验室培训环境应该拥有足够的空间，以供培训师和学员自由活动，并具备足够的光源和设备。也有人认为，规划中还应包括可灵活安排研讨会的空间，以及通过视听设备连接到手术室的视频装置，以便于手把手地传授技术。

对腹腔镜工作站的要求取决于任务性质。高级的MAS课程需要完整的腹腔镜套件，但对于基础课程而言，则至少应包含摄像头、光源、连接杆和训练箱。模拟训练任务所需设备各不相同，包括从具有人造器官的干箱，到离体动物组织或混合模拟器。虽然VR模拟器被广泛应用在基础腹腔镜训练的核心课程中，但在高级腹腔镜手术训练中，VR模拟器具并未显示出良好的效果[1]。因此，对于VR模拟训练，仍然需要培训师在训练过程中指导学员并给予建设性反馈意见[2]。

合成模拟

当前，合成模拟器的使用越来越多，它们与真实的解剖结构非常相似。使用这些模型的优势包括具有可重复性，不需要专业技术支持和准备，存储简单，无气味，易于处理。然而，使用这些模型解剖合成组织时缺少真实感。因为与相对应的真实组织相比，这些材料不是太软就是太硬，而且只有少数模型可以使用能量器械解剖。

体外模型

体外模型是介于合成模型和活体动物组织之间的折中产物，即把离体的动物组织安装在专门设计的框架内，从而建立一个复合体。其目的是将组织固定在尽可能接近人体解剖的位置[3-5]。体外模型的优势在于提高了模拟器的逼真程度，并允许使用能量器械。如果使用离体动物器官，需要将环境设计成为表面可清洗的，要有足够的空间和设施用于储存，而且材料的准备和销毁也是必要的。

湿实验室和活体动物实验室

在美国和一些欧洲国家，允许使用活体动物进行训练。虽然这种方法可以进行真正的止血操作，提供真实的组织弹性，但它也有许多缺点：费用相对昂贵，需要专业设施、人员和麻醉，并且动物解剖结构往往与人类差异较大，所以可以进行教学的课程是有限的。此外，由于伦理问题逐渐被重视，英国已禁止使用活体动物进行培训。

尸体训练：新鲜冰冻和防腐处理的尸体

尽管将尸体解剖纳入住院医生培训计划有明显的益处[6-7]，但由于经费的削减和供应受限，尸体解剖并未被纳入大多数培训方案[8]。然而，因为没有更好的高真实度模拟器材作为替代，尸体解剖训练依然被认为是高级腹腔镜培训中非常合理和有效的课程（图1.2）。

尸体操作实验室需要工作人员具有高度专业的技能来管理标本和环境。目前有两种尸体处理技术：冷冻法（新鲜冰冻）和防腐法（Thiel法）。传统的经福尔马林固定的尸体不适合用于模拟手术。

有证据表明，新鲜冰冻尸体比经典的防腐处理尸体更有利于腹腔镜手术操作[9]。传统的经福尔马林固定的标本用处不大，因为福尔马林会使组织变硬，失去了应有的质地、色泽和连续性，只是有限地保留了手术平面和空间，不利于辨认诸如自主神经等细小结构[10]。经防腐法处理的尸体保留了更多的弹性组织结构，这与传统福尔马林固定的尸体截然不同。这种方法使器官和组织的颜色、连续性、弹性和可塑性等方面都能得到完好保存[11-12]。

新鲜冷冻和防腐法保存尸体的环境要求存放场地具有相关资质，并且必须遵守英国人体组织法案[13]。这也包括训练时对捐献的尸体进行妥善护理，以及安全和保密工作。

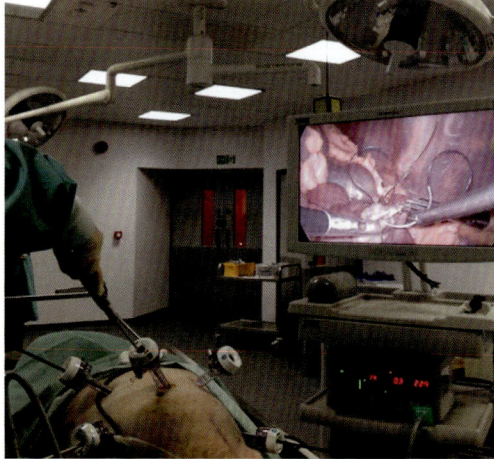

图1.2　腹腔镜手术尸体训练模型（获得布里斯托尔的维萨里临床培训中心授权）

尸体应在购买的一周内加以冰冻，然后在培训课程前大约3天于室温下解冻。尸体操作室可以按照手术室进行布置，提供腹腔镜器械、显示器和手术器械。尸体组织的销毁也必须符合国家规定或人体组织法案。

设立培训中心

不要低估设立一个新培训中心所需的规划，这一点非常重要。许多读者可能已经熟悉了这样的情况：某人对MAS训练设备进行了设置，但当他转到新的项目后，该设置便被更改了。在最近的一项调查中，57位国际专家对于高级MAS培训中心的特质达成了共识，以下属性依重要性排序[14]（图1.3）。

专家组认为，应该规定MAS课程的最少授课数量（每年2~5次），并且该单位应积极培训住院医生（每年最少2~5名学员）。多数人（超过80%）认为培训机构应当确保培训中心和课程的质量。

关于建立新业务和项目管理的优秀指南不胜枚举，以下是笔者对建立MAS培训中心的建议：

十大贴士

（1）在众多专业人士中建立一个思维敏锐的外科/专业临床教师联盟。

（2）仔细思考谁将使用中心——考虑他们的工作角色、专业、地理位置和资金支持。

（3）关注竞争对手—你们地区是否有其他培训中心？50英里（1英

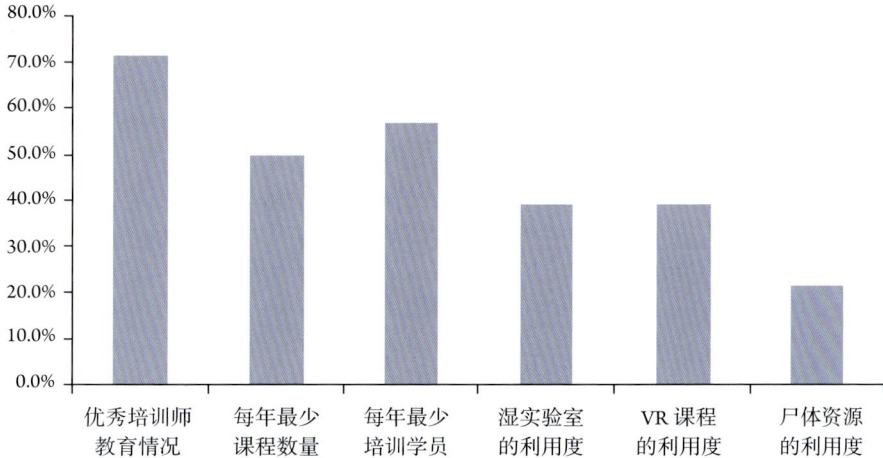

图1.3 MAS培训中心的理想特质

里=1.609344 km）以内？如果其他中心已经存在，是否有合作的方式，并确保你自己的中心可以"填补空白"？

（4）你想借鉴哪些成功的中心？安排访问计划，如果可能的话讨论你的想法。

（5）制定一个商业计划并寻求财务专家的帮助，确保所有项目都被覆盖。

（6）考虑如何为项目的不同方面提供资金：你的雇主、医疗保健公司、资助和筹款——这可能是所有这些方面的整合。想想每个小组需要什么来回报他们的投资，这将如何影响你想要实现的目标。

（7）还打算继续吗？聘请一位（或两位）优秀的项目经理监督计划实施的第一阶段——这可能涉及到建筑工作或重新布局扩展空间，采购设备和雇用工作人员。

（8）设施完备后尽快开展一些培训活动，这将带来一些资金并使投资者放心。不要等到大楼竣工之前才开始规划你的培训计划。

（9）规划一个新的培训计划可能需要6~9个月，而它的有效运行则可能需要长达18个月。

（10）如果没有一个优秀的员工队伍来维持运作，再好的培训中心也可能失败。根据你计划的活动，相关的行政和技术人员是必需的，当然也需要学术人员或教学人员以及中心经理。

建立MAS培训中心的实际问题

围绕建立MAS培训中心，存在一系列特殊的问题[15]，特别是有关设备和学习环境。Rogers等总结了培训中心关注学员需求的必要条件，即"应该有足够的设施来满足所有参与者的学习需求，允许他们充分练习，直到他们可以达到所期望的水平……"[16]。

MAS设备和厂商支持

与厂商建立良好的关系对于建立和维持任何MAS培训中心都至关重要。随着技术不断发展，培训中心需要不断更新腹腔镜设备——如高清摄像头、套件、吻合器和能量器械。厂商会愿意将他们产品的最佳功效通过教学展示出来，所以应在开展教学活动前与他们保持良好的联系。企业支持/赞助的层次应在课程开发的初始阶段就进行讨论，以明确他们的投入并与他们的预期相匹配。厂商也非常有助于推广教育项目，他们可以通过广泛的人脉网络进行赞助（包括外科医生和专职医护人员）。通常建议与多家赞助商建立合作来开展教育活动。

购买任何设备时，都应保证足够的灵活性，以满足诸多专业的需要，将来也能证明其合理性。此外，将设备维护和折旧的费用纳入业务计划也是至关重要的，以免将来发生不愉快的矛盾。

如果你认为VR模拟是必要的，那么还应该考虑模拟器的成本，以及正在进行的维护成本。需要在开展教育课程之前便购买模拟器，以明确如何使用VR辅助教学，谁来进行教学，并确保所有学员都有平等的机会[17]。VR类型的选择基于以下几个因素。第一，VR模拟需要匹配训练单位所提供的培训目标和学习内容。第二，如果模拟将作为国家课程（包括评估）的一部分，那么它必须符合当地/国家规定。

进行MAS教学活动的实际问题

教学活动策划

（1）对学员的考虑——他们怎样才能到达培训中心？是否有方便的公共交通线路？停车场的情况如何？

（2）如果他们来自很远的地方，他们可以在哪里住宿？是否有附近住宿的清单？

（3）计划好其他后勤问题，例如餐饮、从宿舍到培训中心的交通等。

（4）计划并准备好课程讲义和其他应该提供给学员的教学材料，既包括在他们参加学习活动之前的，也包括培训期间的。

（5）思考为什么某位潜在的学员会选择来你的培训中心参加培训。

（6）思考你所在的培训中心的声誉、位置、设施的质量，思考如何尽量去满足学员的需求，并思考他们应该付多少费用。

外科医生无法参加培训课程的一个最常见障碍便是培训时间与自己的临床

工作相冲突。但对于非常有价值的课程，某些人也会愿意请假参加[18]。

开展教育活动

（1）在任何培训中心都应具备的通用教育资源：

1）视听教学资源；

2）Wi-Fi和网络资源；

3）视频制作能力和视频记录学员活动。

（2）在MAS中心的实际技能。

（3）充足的设备，按照学员人数配备。

（4）镜头支架或学员间互相协助。

（5）课程中提供充分的技术支持以排除故障，并在学员需要时给予帮助。

（6）考虑技术支持团队的工作时间，他们需要在课程开始前即到场准备，结束后还要留下清理现场。

（7）允许有额外的时间留给那些希望更多练习的学员。

（8）最后，确保你有合适的工作人员。

提供可持续培训计划的另一个主要障碍是能否获得师资和财政支持，Kapadia等对培训中心管理者的一项调查中强调了上述观点[19]。培训中心的财务压力是随着专业培训师的临床任务的增加而逐渐增大。因此有必要建立一个热心从事相关工作培训师的数据库，让他们可以轮流参与培训项目，以防人员流失，并让他们参与制定培训计划。

联系其他培训中心的培训师

当前，更为明智的做法是成立一个协作网络，而不再是单一的培训中心。Rogers等认为，将不同中心的专家联系起来，可以提供一个更为有效的方式确保学员的需求得到满足。

随着技术的不断创新，应探索建立培训中心网络的可行性。创建这种学术医疗中心网络将为研究外科医生不断发展的学习需求创造绝佳的机会[16]。

鉴于大多数外科医生更重视将短期、密集培训与临床培训师相结合，因此专家网络是最好的形式，它可以提供广泛的培训计划[19]。该方法已被国家腹腔镜结直肠手术培训计划（LAPCO）采用，并取得了良好的效果[20]，2008—2013年，该计划在整个英格兰地区实施，通过采用研讨班、短期课程和长期导师制等形式，推动腹腔镜结直肠手术的培训工作。

教育活动的评价

在任何教育及培训活动中，评估是必不可少的，因为它可以提升学习效

第二章 微创手术的培训课程

J. J. Jakimowicz and Sonja Buzink

介绍

从历史上看，术语"课程"最初与在教学机构进行研究课程的概念有关。然而，最近几十年来，课程的概念已经发生了变化，它的重要性已延伸到另一术语：认识论（即，此概念被用于指代教育过程的所有维度，不需对其复杂性加以任何差异化分析）。

课程不仅仅是指教学大纲或培训课程，它还需概述相关模版和模型，以实现和强化学习和获取技能的过程。它从知识和技能角度定义了什么是传授和学习，并对传授、学习和评估的方法加以明确。此外，它还对恰当和有效的学习培训模式提出建议，以确保培训中有效的传授和实施相关计划。培训计划只有付诸文字并出版，才能成为正式的培训课程[1-2]。

本章的重点是微创手术（MAS）和其他以影像为基础的手术操作的课程设计，尤其针对那些正在接受培训的外科医生和希望开展腹腔镜手术的外科顾问医师。[译者注：在英联邦国家，医师分为三类：全科医师（general practitioner）、专科医师（specialist）和顾问医师（consultant）。顾问医师大致相当于中国的主任医师。]

自MAS培训出现以来，许多课程已被改进、记录并加以评估。其中大部分都以VR模拟作为主要的组成部分（特别是基本腹腔镜手术培训），非常重视对技能的掌握。但其中一些课程缺乏认知教学的内容，以及培训过程中对学员获得的知识和技能所做的充分评估[3-4]。

腹腔镜手术基础课程（FLS）由美国胃肠道及内镜外科医师协会（SAGES）所制定，是腹腔镜培训最知名的课程之一。目前已经有相当多对FLS进行评估的文献和数据。FLS课程包括技能和认知培训。随机对照试验已经证明，在

FLS课程学到的技能可以应用于手术室中[5]。然而，需要注意的是，FLS培训仅限于腹腔镜的基本器械，缺乏手术的其他组件[6]。

课程模式

近来，Cristancho等于2011年[7]提出了一种基于框架的方法，用于设计用模拟技术强化的外科教学和培训课程。作者告诫教学和培训课程的设计者们，在课程开发过程中存在潜在的陷阱。主要是缺少以下几个方面：①对培训需求的客观辨别；②对培训表现的结构化评价；③方法学上的系统化设计；④以研究为中心的评价。Cristancho等详细介绍了手术模拟课程的设计过程[7]，强化的培训包括三个连续的步骤：①目标；②微调；③跟进。

目标

第一步是集中选择将要传授的任务或技能。随后，将手术分解成任务、子任务和单项技能。在设计规划阶段，确定用于模拟的特定技能。在课程开发的这个阶段，可以考虑和使用Kneebone所确定的用于评估模拟训练的标准[8]。模拟训练应该：①允许在安全的环境中进行持续的目的性练习，允许在一个课程中对所学技能加以巩固，只要有需求，便能方便地获得专家指导；②借鉴实际临床经验以指导实践训练；③提供支持的动机和以学员为中心的环境，为学习过程起到建设性作用。

作者提出了一个运动和认知模型示意图（MCDM），这是为此目的开发的一个通用任务建模工具[9]。MCMD可以用于规划任意手术步骤。它可以在不同的手术过程中，允许外科医生根据选择，对理想的步骤加以记录和分析[7]。

微调

这是一个验证阶段，为更多专家制定更多计划来验证这项工作，并将其加工成流程图。应考虑采用Delphi技术以达成专家小组的共识，允许对训练和模拟技术加以识别，也允许对教学方法加以选择。

跟进

这是推荐过程的最终阶段，包括实施和验证开发的模拟训练内容和方案。

课程框架

Aggarwal等提出了课程开发的框架，包括5个推荐的步骤[10]：
（1）以知识为基础的学习；

（2）将程序分解成组件任务；

（3）在能进行技能实验的环境中开展训练；

（4）演示如何将技能应用于真实环境；

（5）给予独立操作的机会。

这个框架可用于系统培训和评估技术性技能，作者认为该系统简单易行，适用于任何需要获取技术性技能的医学专业。他们得出结论称，该模型为评估不论是在实验室还是在真实环境中学习的技术性技能提供了一个有效、客观和可行的方法[10]。

Stefanidis和Heniford详细阐述了一个成功的腹腔镜技术课程方案，通过运用模拟器将集中教学与手工技能培训相结合，使学员获得知识，并提高他们对任务与操作的理解[11]。

可以预料到的是，将知识直接应用于实践中比单纯说教式教学更加有利于加深记忆。建议在一个学年内，以模拟器为基础的认知与手工技能训练课程，可以从主动能力测试和技能基线评估开始。任务演示、视频教程和随后在许多分散课程（多达10个）中进行目的性练习，直至实现培训目标或达到一定熟练程度。在这些课程中，充分的连续性反馈是很重要的。分散式课程可以有效巩固所学的技能[12]。经过一段培训/课程，达到训练目标/熟练程度后，建议接下来进行巩固练习。巩固练习是这个过程的重要组成部分，在达到初步熟练程度后，每过1~3个月就要安排测试/培训课程。在巩固培训完成后，还要进行训练后评估。正如Fried所言，在课程开始（基线）和结束时分别测试，并于训练期间对其表现加以监测，使学员能够看到自己的进步，可能有助于激发学员的学习动力[13]。

成功的腹腔镜技术培训课程取决于许多因素，包括参与者的动机、可用的资源、个人培训和所拥有的设施。早在1998年，Kern等[14]就认为医学教育课程的开发可以分为6步。包括：进行总的需求评估，制定合理的目标需求，确定方向和目标，选择适当的评价标准，进行方案评价和反馈。

Hardan详细阐述了课程规划与开发的过程，应考虑以下10步[15]：

（1）明确需要；

（2）确定学习结果；

（3）对内容形成共识；

（4）组织内容；

（5）决定教育策略；

（6）决定教学方法；

（7）准备评估；

（8）课程交流；

（9）课程环境；

（10）课程管理。

在医学发展的背景下，Hardan所总结的这些步骤是适用的，并可作为规划和开发MAS培训课程的指南[15]。

教学与培训课程成功的关键因素

应该用心制定通用的和特定的MAS培训计划。它必须以结构化的方式进行准备和阐述，不仅要考虑基本的教学原则，还要考虑当前医学教育和卫生保健人员培训的发展趋势。

强化练习

强化练习对于掌握技能和提高成绩是非常重要的。这种培训形式，基于集中的重复练习，由学员自行监督他/她的表现，纠正错误并获得足够的反馈，以确保成绩得到稳定和持续的进步[16-17]。

内部和外部动机

动机，尤其是内部动机，是学员实现培训目标的真正动力。它因人而异，并具有强烈的人格特质，因而难以改变。培训师能否为人师表对于增强学员的动力和积极性至关重要。外部动机可能影响甚至改变学员的态度和行为，使其真正参与这个过程并追求所期望的结果。应该考虑基于模拟的训练因素，例如基于计算机具有触觉反馈的VR程序模拟、新颖的组织模型、活体动物手术、视频教程和许多其他措施。

Stefanidis等最近报道，模拟器性能目标的作用在于可提高学员的积极性和技能实验室的出勤率[18]。研究表明，除了使用标准的熟练度，使用可选择的目标，有助于提高学员的参与度，以及参加实践和技能实验室练习的动力。此外，安全的技能实验室环境以及有足够反馈的模拟训练的良性竞争，是激发学习动力的一个重要因素。不过，强制性参与培训课程仍然是最有效的外部措施。

在过去，大多数欧洲国家的外部消极因素，如工作时间长、自由时间有限、临床工作任务重等，限制了学员的模拟培训。如今，随着欧洲工作时间限令（EWTD）的推行，工作时间减少也正成为激发学员们学习热情的另一个因素。

表现反馈

技术性技能反馈可以定义为在培训过程中向学员提供有关任务执行情况的基本信息[19]。内在反馈由与表现相关的信息构成，可以在视觉、听觉信息或触觉感知过程中直接获得。最近有文献认为触觉反馈对VR模拟训练技能获取具有潜在益处[20]。尽管VR模拟器的触觉感知有所改善，有关触觉精确价值的讨论仍在进行之中。然而，在具有触觉反馈的模拟器上进行训练时，学员似乎更有动力。

外部或增强反馈是通过外部来源提供给学员的信息，能够强化内部反馈，从而提高训练表现。正如Magil所说的，外部反馈有利于技能的学习，并且激励学员继续努力达到学习目标[19]。毫无疑问，与没有反馈相比，增强反馈更有利于技能的学习。许多研究提供了有力证据，证明在模拟器训练中，外部反馈对于提升技能学习具有重要的影响和价值[12,21-22]。

外部反馈包括两种不同的形式：形成性反馈或总结性反馈。形成性反馈是在主动参与训练或纠正错误时生成，可用于改进操作。其强度、持续时间和频率取决于学员和培训师的专业知识和技能。总结性反馈集中在训练任务的最后阶段，同样适用于多项选择考试、基于情景的考试和问答测试。几乎所有的培训均应有反馈[23]。在我们看来，在所有训练模块、模式以及技能培训中均应有反馈，但不宜夸大其作用。

通常认为，在VR模拟操作训练中，培训师反馈的作用是有限的。在一项随机前瞻性研究中，培训师反馈与无培训师反馈显示出完全相反的效果。培训师反馈可以提高学员在VR模拟器上训练复杂的操作性、程序性任务的效率。接受培训师反馈组达到预定熟练程度所花费的时间和重复操作的次数明显少于对照组[24]。

人们必须认识到，不恰当的反馈可能会对学习技能产生负面影响。为了减少不恰当反馈的风险，培训师应该以标准化和统一的方式提供反馈。

有效的任务演示

全面详细、标准化、良好结构化的教学和示范在技能培训的过程中至关重要，对于掌握技术性技能具有决定性作用。它可帮助学员了解任务或程序，并通过创建一个有助于成功完成任务或程序的心理模型，以规划最佳的培训方法。最常见的方法是专家或培训师口述任务的演示。但是，在VR模拟环境中使用CD-ROM录制的视频课程也是实用和有效的，并已被证明有助于学习技术性技能[25]。在使用动物组织模型或活体动物进行技术培训时，视频教育信息的作用不容小视。它可以提供动物或动物组织模型重要的、附加的解剖信息，明确各项任务组件，并且为如何完成任务/程序提供标准化的指南，从而可以避免提供多个（有时甚至是矛盾的方式）反馈来完成训练任务或程序。视频教程应该在培训前给学员充分学习。这种方法被证明优于在训练开始前才提供教程[26]。

分布式练习

在大多数MAS培训课程中，培训都是在1~2天内集中进行的。一个成功的MAS课程能够通过几次培训班便让学员掌握任务和获得技能，在每次培训班的间隙都有休息时间（即分布式练习）。研究表明，模拟训练中，分布式练习的效果优于集中式练习[27-29]。分布式练习的好处大概便是培训班间隙的休息时间对学习的增益作用。这种现象可以假设为经过几个小时的培训课程，激活了大脑中神经传递的过程[30]。引发大脑活动变化的培训课程可能具有加强初步实践和学习经验整合的长期效应。尽管分布式练习具有诸多优点，但仍有许多问题需要解决。争议主要集中于有关训练间隔和课程数量的设计。是否可以建立最佳的分布式练习和培训时间间隔是值得怀疑的，这是因为技能的获取不仅受到具体任务的影响，而且还受其他因素的影响，如学员前期的经验、知识、主动性和心理状况等。此外，培训环境也可能发挥重要作用。如果训练课程不限于一家医院或机构，学员可能会面临许多重要问题，诸如时间的限制和练习的可获得性。对于来自不同地区或国外的学员，因为地域的差异，课程的后勤保障依旧是一个重要难题。

基于熟练程度的训练

传统的培训方法是以时间为基础的课程，在培训前需要完成一个预定的、持续一定时间的课程（或预设了任务重复次数的重复练习）。然而，这种模式并没有考虑到学员的前期经验、基线技能、个人能力、态度和动机等因素，而所有这些对于技能的掌握至关重要。因此，这样的课程可能导致过少或过度训练，因而效率低下，收效甚微。

相反，基于熟练程度的课程是基于明确定义的培训终点或目标，从专业的表现演化而来，并设定学员培训期间所需要达到的明确目标。基于熟练程度的训练使学员有机会在完成或执行每个培训课程后，对其结果进行评估并设置新的绩效目标。提供绩效反馈，激励学习动力，促进目的性（强化）训练，均有助于增强学员对技能的掌握[20,31]。许多研究者都认为基于熟练程度的培训优于基于时长或基于重复练习的培训[5,14,32-35]。我们自己的研究也验证了这些结果，并强调了以熟练程度为基础的培训的优势[36]。

我们认为，以熟练程度为基础的培训方法不应局限于模拟器训练，也应该适用于普通的模拟训练，与所采用的形式无关。它在外科手术训练中的应用和对学员表现的影响值得进一步研究。

任务难度和练习的多样性

在课程开发过程中，不断增加练习任务的数量和任务的难度是至关重要的。结构良好的技能培训计划会以循序渐进的方式逐步增加训练任务数量，提高复杂程度。这个对技能学习的影响是有据可查的[37-38]。固定练习是指预先选择指定任务，去重复可能随机出现的相同任务[39-40]。然而，它与任务的复杂性有关[41]。随着训练任务复杂性和难度的增加，所学的技能得以强化，特别是在使用模拟器训练时[37]。因此，如果使用这种方法，无论哪种模拟方式都可以丰富课程内容[4]。

大多数教学工作者建议，基于模拟的培训都需要在"安全"的技能实验室进行。研究表明，这种方法有利于将所学技能转化为手术室的实际操作。然而，最新研究通过对训练过程中的干扰和干扰作用进行系统评价，表明在类似于真实手术室中的培训，有助于将在"安全"实验室环境中获得的技能转化到手术室。通过研究可以得出结论，增加模拟训练的认知负荷和干扰程度，即打破"保护的泡沫"，能够提高向真实技能转化的程度[42-43]。从硬件角度来说，绝大多数技能模拟训练实验室没有注重实验室环境的重要性。大多数技能实验室不符合MAS的人体工程学原理和设置。学员可能了解一些手术室内MAS的人体工程学知识，但并没有机会将实验室学到的知识和技能转化为手术室所需要的技能[44]。

评价与选择评估方法

评估的作用是检测训练成果，可以有效地用于课程主要内容的反馈。它对学员的操作水平进行评估，并会对课程内容提供有效和适当的指导。可在模拟课程框架中选择应用广泛的评估工具。需要注意的是，在评估时，要根据评估内容采用一个适当的评估方法。评估工具必须是可行的、有效的和可靠的。

在考虑不同的评估方法之前，应首先确定评估的有效性。有效性的定义为"真实，正确和与现实相符的性质[45]；可细分成不同的层次（测试的有效性）"：

（1）表面效度：解决用户对功能和现实性的观点；

（2）内容效度：内容适合于衡量它所被检测的内容；

（3）建构效度：衡量它应该测量的特性；

（4）区分效度（结构效度的变异）：区分不同的专业特征；

（5）同时效度：测量相同特质时与标准/另一种测试方法进行比较；

（6）预测效度：预测将来表现的程度。

适用于评价培训课程中学员表现的评估工具/方法

模拟器训练评估所使用的指标是任务的持续时间和错误率。这些非常基本的参数通常也需要轨迹、速度和经济效益等额外的性能指标来支持。然而，这些标准可能会对准备在临床环境中进行操作的学员造成误导。因此不能低估学员需求的影响和手术室的压力环境[46]。使用补充心理生理量表来评估认知负荷和压力水平可能有助于训练评估，并可能有助于提高转化为实际操作的能力[43]。

观察性的评估工具对于技能实验室和工作场所都是实用和有效的。这些工具能够识别特定设置的不足，并且为训练表现提供形成性与总结性反馈。在课程的不同阶段作出观察性评估是评估所学技能的关键因素[47]。有3个主要类型的观测工具：通用技能评估量表，特定操作技能评估，以及通用和特定操作技能联合评估[48]。

通用技能评估量表

不同的研究表明，全面评分量表（GRS）对通用技能的评估，无论是在可行性、表面效度等方面，还是在内容效度、结构效度等方面，都是有效的[48-49]。Leong等也报道指出，使用GRS评估低成本高保真猪模型的外科手术技能，表现出良好的可接受性和结构效度[50]。

另一个有效的评估系统是McGill无生命腹腔镜训练与评估系统（McGill Inanimate System for Training and Evaluation of Laparoscopic Skills），它包括了5个任务，通过测量完成时间和精确程度进行评估。现已证明，它在评估学员的一般技能方面是可靠的，并且已被应用于腹腔镜手术基础训练项目（FLS计划）。而且腹腔镜技术全面评估（GOALS）这一评估工具也通过了腹腔镜胆囊切除和阑尾切除术的研究验证。据报道，该工具是有效可行的，并且优于评估技术性技能的任务清单[51-54]。

特定操作技能评估

对于特定操作技能的评估，观察性临床人类可靠性分析（OCHRA）采用误差分析对人为操作的可靠性进行分析[51-54]。Tang等报道了使用OCHRA法对腹腔镜胆囊切除术的认知性和技术性技能加以评估[52]。它也被用于分析学员在技能培训课程中所犯的错误。不同的研究显示了该工具在临床和技能实验室条件下的内容和结构效度[53-54]。

越来越多的技能项目评估清单被开发出来，并且被认为对各种层次的培训均是有效、可行并且可靠的[48]。胃肠道内镜技术全面评估（GAGES）清单被证明可以对学员进行有效评估[55]。GAGES上消化道内镜检查（UE）和结肠镜检查（C）采用的是专业内镜医生开发的5点Likert等级评分标准。对于UE来说，需要评估的项目包括食管插管、进镜范围、保持操作（进行活检、注射或息肉摘除时）视野清洁和整体检查质量；对于C来说，评估项目包括进镜范围、向前进镜的方式、视野清洁、器械的使用（进行操作时）以及整体质量[55]。

特定操作和通用工具的组合

技术性技能的客观结构性评估（OSATS）由两部分组成：操作技能评估和通用技能评估，包括知识判断与器械使用。许多研究已经对OSATS进行了验证，大多是在技能训练实验室中进行的。OSATS有很高的表面效度，并且在评价外科手术表现和经验水平的相关性上有较强的结构效度[56]。

全面技能评估（GAS）工具已经在伦敦帝国理工学院的国家腹腔镜结直肠手术培训计划（LAPCO）中得到验证。该评估方法具有较高的可靠性和良好的结构效度。GAS工具也可用于腹腔镜胆囊切除术和阑尾切除术，以及腹腔镜手术技术课程。

在LAPCO项目中所使用的能力评估工具（CAT）具有良好的结构效度，并且适用于不同层次的能力评估[57]。CAT经过改良，发展成为胆囊切除和阑尾切除术的评估工具，并被腹腔镜手术技能（LSS）课程用于学员的评估。

自我评估

专业医学协会认为自我评估是医生个人在行医过程中对安全管理和自我监督的一种反应。终身学习要求医务工作者不仅能够独立学习，还要能够充分评估自己的表现和进步[58]。自我评估的主要组成部分包括①用预设标准审查和评估自己的表现；②说明评估的过程；③明确自己的优势和劣势。要想能够进行自我评估，学员需要提前掌握技能评估的金标准，来与自己的行为进行比较。

如今，自我评估经常被用于模拟训练以及工作过程之中。据推测，对培训师而言，它有益于模拟训练，因为自我评估是自我驱动的，所以只需少量监督就可以达到目的，从而降低培训成本[58-59]。有些研究注意到自我评价与专家评估之间的相关性较差，这种情况已经被一些高水平的荟萃分析所证实[60-61]。然而，也有一些研究显示两者之间有很高的相关性，这表明自我评估仍然是有用的。Arora等报道了一项研究——在高保真模拟培训中对技术性和非技术性技能进行自我评估，研究结果发现无论外科医生是否有评估的经验，他们都可以对自己的技术性技能进行自我评估，但对于非技术性技能却不适用[62]。这也证明了其他同类研究的观点，即低年资的外科医生往往会高估自己的沟通和团队合作能力，而高年资的外科医生经常会低估自己的非技术性技能[63]。另外需要注意的是，与专家监督下的结果相比，模拟培训还可以提供形成性反馈。

课程监督与评价

监督

开展一项成功的MAS培训和教育课程是一个复杂的、变化的，并且不断升级的过程。必须持续不断地对课程加以监督和评估，才能充分应对不断变化的手术技能、新技术、新模拟和培训方式，以及医学教育的潮流。需要监督的主要项目有①选择学员的标准是否正确？②参加者是否符合各自选择的培训计划标准？③培训师是否称职，是否具有上进心？他们是否有教学、监督和评估的能力？④是否需要具体的培训计划？⑤是否有认证过的实验室工作人员提供培训？

关于培训和学习，需要注意以下几个重要的方面①教学大纲/知识包是否足够并且更新过？②课程在实践中是否有效？③进行不同的课程学习和操作训练能否达到预期的学习效果？④对于以在线学习、在线选择题和情景为基础的考试，视频教程是否足够？⑤模拟训练模型和方法是否可用？⑥技能培训实验室设备是否合适，如果不合适，需要如何调整？⑦评估技能和知识的方法是否合适？⑧评估工具是否适当、可靠和有效？

最后，根据培训资源，培训是否达到了操作标准、基准和不同层次要求[64]？

监督是为了发现课程进行过程中明显的不足或瓶颈问题，持续监督可以保证培训取得预期的成果。

有几种方法来监督课程。一个是观察，最好由独立的审查员执行。然而，即使按照一个标准化的方式收集信息，也可能造成观察者偏倚。如果结构合理并且包含对课程细节加以调整的相关问题，反馈问卷调查可以提供大量的信息。匿名收集这些问卷应该成为一项常规。

课程委员会的结构化或半结构化会议是评价课程相关信息的平台。这些会议的结果应当成为改进课程的行动。

最后，学员的评估结果是监督过程的重要内容。对形成性和总结性评估的分析，可以表明评估是否充分和可靠。此外，他们可以显示当前的训练目标是否已经实现。

评价

充分评估课程可以为投资人、学员、教学工作者、培训师和管理层提供与课程质量相关的信息。评估是为了判断课程质量，发现课程缺点，评价可能的改进，确保达到预定目标，分析效价比并评估这些对学员和其他利益相关人的影响。

在评估课程时，应考虑下列事项：①目标能否实现以及与MAS是否相关？②目标小组学员构成是否合理，学员能否达到培训要求？③每一阶段的教学大纲和推荐阅读材料是否和培训计划相匹配？④培训模态/多模态模拟器（增强现实干箱），以及VR模拟器是否被充分验证和可用？⑤技术性技能培训、案例讨论、讲授讲座和评估的比例是否合适？⑥课程逻辑是否允许形成性和总结性反馈？⑦培训师是否具备授课的能力？⑧培训环境是否满足目前的标准[65]？

腹腔镜手术技能（LSS）项目

在考虑开展LSS项目时的第一个关键步骤是确定此类课程的需要。Dunn描述了确定课程需求的如下步骤：培训师与利益相关者的协商，对实践中错误的研究，对临床事件的研究和优秀术者的研究[65]。MAS的专家、教学工作者及培训师的意见是LSS课程和评估计划发展的动力[66-67]。

美国毕业医学教育认证委员会（ACGME）和美国医学专业委员会（ABMS）确定了六大核心能力，其中腹腔镜内镜手术的核心能力是：①术前诊疗：诊断、术前准备和判断；②术中表现：综合认知技能、技术性技能和判断；③术后诊疗：监护、治疗和判断[68]。为了获得和评估这些能力，显然需要结构化的培训和教学。

随着欧洲工作时间限令（EWTD）的推广，导致学员的临床工作时间受限，接受指导的手术例数减少，迫使培训课程负责人不得不创造机会到技能实验室训练MAS。关于MAS手术不良后果的报道，将患者和媒体的关注点转向与MAS和其他以图像为基础的操作相关的风险。一些国家的卫生保健当局，比如荷兰，就倡议加快MAS培训的开发和实施。这些因素共同推动了LSS项目的发展。如今，新技术相关手术技术的培训和教育的重要性得到了利益相关者、患者、外科学界、媒体和政府机构的广泛认同。

LSS项目，由欧洲内镜外科学会（EAES）所发起，是最近开发的一个课程和综合表现评估项目。为了开发、实施、推广和评估这个项目，创立了腹腔镜手术技能基金会（www.lss-surgical.eu）。其课程和评估标准是MAS专家、EAES成员和Delft理工大学工程设计系紧密合作的结果，6位博士生参与了LSS项目的内容、结构、监督和评估的制定[69]。LSS课程及评估项目对确保MAS手术质量的重视，远远超过了基本技能本身。它将对技能实验室的知识、判断与决策的评估加以整合，并将在线的多项选择题考试和基于工作场所情景的考试用于对指定操作进行临床评价（图2.1）。

应该强调的是，LSS是第一个，也是迄今为止最先进的，为综合表现评估提供标准的工具。为了让这个标准变得有意义，它应该完全融入并作为外科培训课程的一部分，以及MAS培训和教学的一部分。LSS提供的建议涉及多模态模拟训练、有效的评估和为专科手术选择阅读书单的教学大纲，以及通过在线病例讨论、多项选择题和基于场景的评估考试加以评价。

像CAT和GAS评估表之类的评估工具，可应用于技能实验室和临床，也可以在LSS认证中心的核心课程期间使用。认证是对培训和评估达到合格水平的保证。只有当课程的内容和培训标准相一致，新的培训中心才能成为EAES/LSS认证的中心，并加入LSS项目。为了使学员尽可能受益，最重要的是，开展LSS项目的中心必须申请当地/国家机构（如外科学会或其他国家级认证机构）的认证。目前还没有单个组织提供全欧洲范围内的认证。

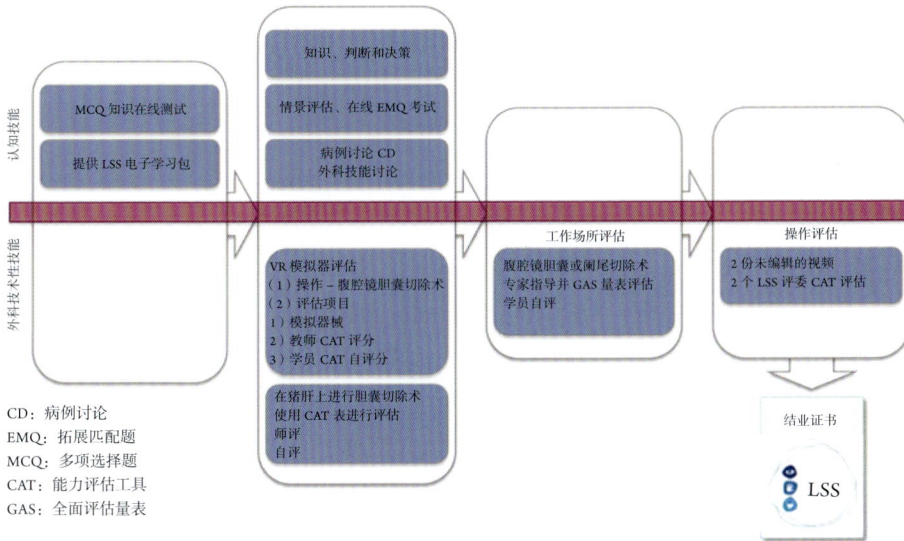

图2.1　腹腔镜手术技能LSS课程及评估程序

项目大纲

LSS项目的设计基础，包括本章讨论的示范性课程的关键基础和因素，以及传授和成功实施这些课程的必不可少的基础和因素。

LSS项目的目标对象，是那些想要接受腹腔镜手术培训的外科住院医生、外科专科医生和执业外科医生。该项目包括两个等级和不同层次，考虑了不同培训层次的外科医生或外科专家的不同需求。此外，符合条件的学员有机会选择只参加LSS评估，也可以选择接受LSS评估的LSS认证课程。基本腹腔镜技能和基本腹腔镜手术包含在Ⅰ等Ⅰ级课程中，而高级的腹腔镜手术属于Ⅰ等Ⅱ级课程。Ⅱ等包括课程和评估，专注于外科专科训练。在LSS项目中的每个级别都设置有特定的指标性手术。概述表2.1列出了LSS项目的等级和级别。该项目的重点是腹腔镜操作的质量，而不仅仅是抽象的任务。

腹腔镜技术的综合评价

LSS提供了腹腔镜手术培训和教学的综合表现评价标准。为了获得LSS结业证书，外科医生需要通过一系列评估，以确保他们的表现已经达到应有的水平（图2.2）。这一系列评估包括外科医生的认知能力、手术操作技能、判断和决策。

学员需充分了解自己参加的LSS课程级别所对应的基础腹腔镜和特定操作的理论知识（例如技术、仪器、能量器械和人体工程学），并接受在线知识测

表2.1 腹腔镜手术技能（LSS）等级

Ⅰ等		Ⅱ等
Ⅰ级	Ⅱ级–高级操作	专科手术
基本腹腔镜技能	缝合和切开+能量器械	独立的评估和课程
基本知识与技能 指标性手术: 胆囊切除术 阑尾切除术 诊断性腹腔镜检查	指标性手术: 抗反流手术 切口疝修补术 腹股沟疝修补术 十二指肠溃疡穿孔修补术 胆总管探查术 脾切除术 造口旁疝修补术 困难胆囊切除术	结肠手术 减重手术 机器人手术 肝胆手术

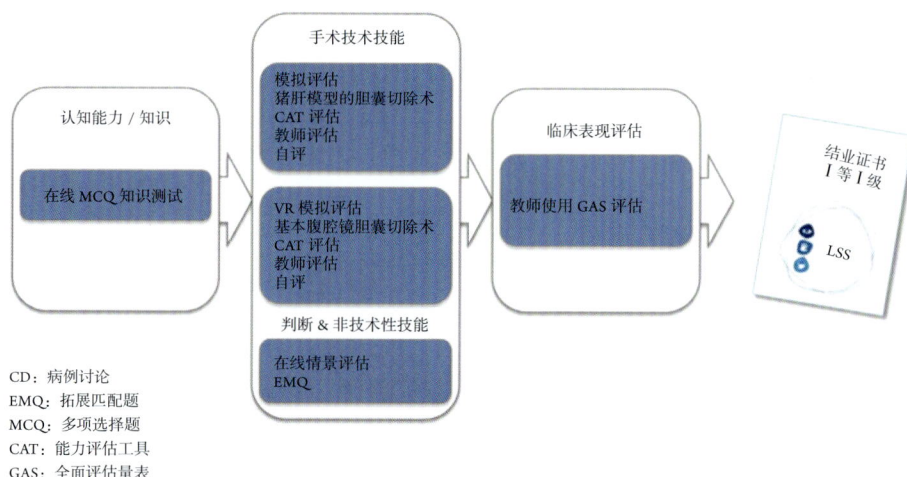

CD：病例讨论
EMQ：拓展匹配题
MCQ：多项选择题
CAT：能力评估工具
GAS：全面评估量表

图2.2 腔镜手术技能LSS课程，综合评价的结构

试。为了准备这个测试，所有参加LSS的学员都将获得一套在线的课程文档，介绍与指标性手术相关的理论和知识。这适用于学员、有执照的外科医生，以及那些只参加评估过程或认证课程的人员。这是为了确保外科医生能够入乡随俗，以免妨碍他们在评估过程中的表现。课程文档尽可能采用有关指标性手术和腹腔镜技术培训通用的国际共识作为基础。由于可用的关于理论的普遍共识仍然有限，国际著名的腹腔镜手术专家们经过磋商，采用改良的Delphi调查确定了相关内容。通过知识测试是参加课程和基于情景的评估以及模拟训练评估的入学要求。

模拟器评估的目的是为了证明学员的精神运动和技术性手术技能已经达到足够水平，可以在导师/培训师的监督下为患者开展特定的指标性手术。所有LSS评估的焦点主要是操作的知识和技能。然而在掌握其他操作技能之前，基本的腹腔镜技术是必不可少的技能。LSS水平的模拟器评估也包含了一些基本技能任务的评估。参与者需要在评估模拟器上选择基础性和程序性任务，可靠地展示出足够的水准，以便顺利通过模拟器评估（图2.2）。模拟器评估是临床表现评估的入学要求。

使用CAT量表可对在猪肝脏模型进行腹腔镜胆囊切除术的表现进行评估。这同样适用于手术模拟，而在VR手术模拟器上的表现，也是使用CAT量表系统测算而来。自评和师评在两种情况下都可进行，并可用于形成性和总结性评估。

为了促进以标准为基础的培训，项目从始至终都设立了基准。学员在LSS的第1年内进行LSS模拟器评估，根据成绩重新设置及格/不及格的基准。我们有意选择了目标组的表现成绩，而不是专家的分数。这在逻辑上符合评估的目的，也是基于我们之前有关外科学员和腹腔镜专家在手术VR模拟器上表现的经验。

LSS课程的实践培训是以标准为基础。LSS认证课程培训的基准被设置为一个具有挑战性的，但实际上能够达到的水平，以保持所有学员的积极性。模拟器在整个训练过程中所提供的表现参数，为学员和培训者直观地反映出那些具有里程碑意义的成绩。在课程中成功达到培训基准的学员，可以很容易通过模拟器评估。

学员通过了情景考试和模拟评估，就证明他具备了充分的知识水平，他的心理和技术性技能已经达到在各自医院导师的指导下，开展特定的指标性手术的能力。工作场所评估是在学员工作的医院，在导师或经验丰富的腹腔镜外科医生的指导下进行。为了评估和反馈，可以使用GAS表。

获得了足够数量的学分后，该项目的学员必须提供两份未经编辑的指标性手术视频，由两名独立的LSS评委进行评估。此时，学员会获得一个结业证书，证明他/她达到了LSS项目要求的相关水平。获得Ⅰ等Ⅰ级结业证书的学员，达到了能够实施指标性手术的标准，然而，是否允许学员独立实施这些手术，则由当地的培训项目负责人/导师来决定。关于LSS的Ⅰ等Ⅰ级课程的初步经验已有论文在最近发表[70-71]。

参考文献

[1] Dent J, Harden MR. A practical guide for medical teachers. Edinburgh/New York：Elsevier Health Sciences UK；2009.

[2] McKimm J1, Barrow M. Curriculum and course design. Br J Hosp Med (Lond). 2009；

70(12)：714-717.

[3] Schijven MP, Jakimowicz JJ, Broeders IA, Tseng LN. The Eindhoven laparoscopic cholecys-tectomy training course - improving operating room performance using virtual reality train-ing：results from the First EAES accredited virtual reality training curriculum. Surg Endosc. 2005；19(9)：1220-1226.

[4] Aggarwal R, Grantcharov T, Moorthy K, et al. A competency-based virtual reality training curriculum for the acquisition of laparoscopic psychomotor skill. Am J Surg. 2006；191(1)：128-133.

[5] Sroka G, Feldman LS, Vassilou MC, et al. Fundamentals of laparoscopic surgery simulator training to profi ciency improves laparoscopic performance in the operating room- a randomzed controlled trial. Am J Surg. 2010；199：115-120.

[6] Ritter EM1, Scott DJ. Design of a profi ciency-based skills training curriculum for the funda-mentals of laparoscopic surgery. Surg Innov. 2007；14(2)：107-112.

[7] Cristancho SM, Moussa F, Dubrowski A. A framework-based approach to de-signing stimula-tion-augmented surgical education and training programs. Am J Surg. 2011；202：344-351.

[8] Kneebone R. Evaluating clinical simulatations for learning procedural skills：a the-ory-based approach. Acad Med. 2005；80：549-553.

[9] Cristancho SM, Hodgson AJ, Pachev G, et al. Assessing cognitive & motor per-formance in minimally invasive surgery (MAS) for training & tool design. Stud Health Technol Inform. 2006；119：108-113.

[10] Aggarwal R, Crantcharow TP, Darzi A. The formula for a successful lap-aroscopic skills cur-riculum. J Am Coll Surg. 2007；204：697-705.

[11] Stefanidis and Henifrod 2009. Arch Surg. 2009；144(1)：77-82.

[12] Stefanidis D, Korndorffer Jr JR, Heniford BT, et al. Limited feedback and video tutorials opti-mize learning and resource utilization during laparoscopic simulator training. Surgery. 2007；142(2)：202-206.

[13] Fried GM. Lessons from the surgical experience with simulators：incorpo-ration into training and utilization in determining competency. Gastrointest Endosc Clin N Am. 2006；16(3)：425-434.

[14] Kern DE, Thomas PA, Howard DM, et al. Curriculum development for medical education：a six-step approach. Baltimore：The John Hopkins University Press；1998.

[15] Curriculum planning and development. In：Dent J, Hardan RM. A prac-tical guide for medical teachers. Elsevier Health Sciences, UK, 2009.

[16] Ericsson KA. Deliberate practice and the acquisition of maintenance of expert performance in medicine and related domains. Acad Med. 2004；79(10 suppl)：S70-S81.

[17] Ericsson KA, Lehmann AC. Expert and exceptional performance：evidence of maximal adap-tation to task constraints. Annu Rev Psychol. 1996；47：273-305.

[18] Stefanidis D, Akker CE, Greeny FL. Performance goals on simulators boost resident's demo-tivation and skills laboratory attendance. J Surg Educ. 2010；67(2)：66-70.

[19] Magil RA. Motor learning and control. Concepts and application. 7th ed. New York：McGraw-Hill；2004.

[20] van der Meijden OA, Schijven MP. The value of haptic feedback in con-ventional and robot-assisted minimal invasive surgery and virtual reality training：a current review. Surg Endosc.

2009；23(6)：1180-1190.

[21] Porte MC，Xeroulis G，Reznick RK，et al. Verbal feedback from an expert is more effective than self-accessed feedback about motion，effi ciency in learning new surgical skills. Am J Surg. 2007；193(1)：105-110.

[22] Kruglikova L，Grantcharov TP，Drewes AM，et al. The impact of constructive feed-back on training in gastrointestinal endoscopy using high fi delity virtual reality simulation. A randomised controlled trial. Gut. 2010；59(2)：181-185.

[23] Winstein CJ，Schmidt RA. Reduced frequency of knowledge of results enhances motor skill learning. J Exp Psychol Learn Mem Cogn. 1990；16：677-691.

[24] Strandbygaard J. et al. Instructor feedback versus no instructor feedback on per-formance in a laparoscopic virtual reality simulator：a randomized trial. Ann Surg. 257(5)：293 no date.

[25] Jowett N，LeBlanc V，Xeroulis G，et al. Surgical skill acquisition with self-directed practice using computer-based video training. Am J Surg. 2007；193(2)：237-242.

[26] Summers AN，Rinehart GC，Simpson D，et al. Acquisition of surgical skills：a randomised trial of didactic，video tape，and computer-based training. Surgery. 1999；126(2)：330-336.

[27] Stefanidis D. Optimal Acquisition and assessment of profi ciency on sim-ulators in surgery. Surg Clin North Am. 2010；90：475-489.

[28] Moulton CA，Dubrowski A，Macrae H，et al. Teaching surgical skills：what kind of practice makes perfect?：a randomized，controlled trial. Ann Surg. 2006；244(3)：400-409.

[29] Mackay S，Morgan P，Datta V，et al. Practice distribution in procedural skills training：a ran-domized contolled trial. Surg Endosc. 2002；16(6)：957-961.

[30] Karni A，Meyer G，Rey-Hipolito C，et al. The acquisition of skilled motor perfor-mance：fast and slow experience-driven changes in primary motor cortex. Proc Natl Acad Sci U S A. 1998；95(3)：861-868.

[31] Walter KC，Acker CE，Heniford BT，et al. Performance goals on simulators boost resident motivation and skills lab attendance. J Am Col Surg. 2008；207(3)：S88.

[32] Gallagher AG，Ritter EM，Champion H，et al. Virtual reality simulation for the operating room：profi ciency-based training as a paradigm shift in surgical skills training. Ann Surg. 2005；241(2)：364-372.

[33] Stafanidis D，Heniford BT. The formula for successful laparoscopic skills curriculum. Arch Surg. 2009；144(1)：77-82.

[34] Madan AK，Harper JL，Taddeucci RJ，et al. Goal-directed laparoscopic training leads to better laparoscopic skills acquisition. Surgery. 2008；144(2)：345-350.

[35] Brydges R，Carnahan H，Safi r O，et al. How effective is self-guided learning of clinical techni-cal skills? It's all about process. Med Educ. 2009；43(6)：507-515.

[36] Brinkman W，Buzink SN，Alevizos L，de Hingh IH，Jakimowicz JJ. Criterion based laparo-scopic training reduces total training time. Surg Endosc. 2012；16(4)：1095-1101.

[37] Issenberg SB，McGaghie WC，Petrusa ER，et al. Features and use of high-fi delity medical simulations that lead to effective learning：a BEME systematic review. Med Teach. 2005；27(1)：10-28.

[38] Ali MR，Mowery Y，Kaplan B，et al. Training the novice n laparoscopy. More cha-lenge is bet-ter. Surg Endosc. 2002；16(12)：1732-1736.

第三章　微创外科手术的模拟和培训

Alexander Harris, Fernando Bello, and Roger Kneebone

引言

本章旨在为不同背景的读者简要介绍微创外科的模拟和培训。本章包括：模拟与现代外科实践的相关性；支持和反对所介绍的各种培训模式的依据；潜在的新方向和技术。

定义

在第一部分，将为读者定义那些与外科模拟领域相关并在本章中使用的关键术语。应当指出的是，这些定义在模拟领域的文献中千差万别，因此在其他文献中的解释可能与本文所采用的不尽相同。

模拟和模拟器

描述模拟和模拟器之间的区别是一个经常会遇到的难题。本章将模拟定义为方法（technique），而将模拟器定义为技术（technology）[1]。因此，模拟被用作"临床实践的人工替代品"的统称[2]，即在以学习者为中心的环境中，从教育的角度将丰富的场景加以重现，而模拟器则是模拟过程中所使用的培训模式或设备。

保真度，有效性和可靠性

保真度描述的是模拟或模拟器如何忠实地呈现真实环境，无论出于何种意图和目的，这都是衡量真实性的标志[3]。模拟越身临其境，真实性就越强，从而使参与者暂停对人工自然（artificial nature）场景的怀疑。一个常见的误区是：成本和保真度呈正相关，或者高保真度比低保真度要好。事实上，模拟所需的保真度应取决于其目的，而其成本效益应依据客观量化的指标进行评价。

有效性（效度）是指一项测试所能达到其预期测量值的程度。效度有几种不同的类型：表面效度（face validity）是指测试反映现实的程度；内容效度（content validity）是指测量范围内实际被测量的程度；构念效度（construct validity）是指测试测量构念的程度，它被设计用来测量或区分不同的性能水平；同时效度（concurrent validity）是指将新测试与当前的金标准加以比较；预测效度（predictive validity）是指测试能够预测预期或未来表现的程度[4-5]。

可靠性（信度）被用于衡量结果的一致性和可重复性，以0~1之间的数值加以量化，其中1代表绝对一致。在已发表的文献中，0.8分以上的评分通常被认为是可以接受的。在没有进一步学习的前提下，如果对同一个体进行两次测试，结果预期应该是相同的。这被称为重测信度（test-retest reliability）。评分者间信度（inter-rater reliability）是衡量不同评分者对同一测试的一致性[5]。

模拟与现代外科实践的相关性

20世纪后半叶，微创技术在一系列专业领域取代开放手术，成为诸多常见手术的金标准，被誉为外科手术实践的一个分水岭。然而，这也给外科界带来了巨大的挑战，因为对于开放手术训练有素的外科医生而言，既要适应微创的技术要求，又不能影响患者的安全性或结果。

伴随着席卷全球外科教育和实践领域的变革大潮[6-9]，传统上与军事和航空工业相关的模拟技术，已被视作临床经验的潜在补充，广泛应用于各个层次的培训[10-17]。

最近的一篇综述评价了40年来的模拟研究，并从医学教育角度，归纳出模拟的12个关键特征和最佳实践[18]。该综述阐述了以下方面：反馈；目的性练习；课程整合；效果评估；模拟保真度；技能的获取和维持；掌握学习；应用到实践；团队培训；高风险测试；培训师培训；以及教育和职业背景。

尽管如此，与模拟培训的可获得性、局限性、平移效益、成本效益和研究性学习设计有关的质疑，阻碍着它的推广[19]。因此，为了在主流实践中获得一席之地，模拟培训急需更有力的循证研究支持和态度上的文化转变。

模拟培训

20世纪90年代初以来，商业化的微创手术模拟器数量急剧上升。由于各方面条件的限制，这些模拟器只能将复杂的手术简化为基于任务的程序。因此，已发表的文献非常重视客观评价这些基于任务的模拟器，而不是说明模拟技术上的创新，因为这些往往不被视为研究。因此，现有的文献并不能展现这个行业当下的真实状态[20]。在下一部分中，将要介绍最常见的手术模拟器类型，并对当前支持和反对其使用的证据加以讨论。

虚拟现实

虚拟现实由计算机科学家杰伦·拉尼尔（Jaron Lanier）首创，"虚拟现实是指一个由计算机生成的可进行感官互动的场景，从而给人以身临其境的感受"[21]。第一代虚拟现实模拟器专注于开发学员的基本微创技能，例如，在三维条件下操控物体。随着计算机图形技术的发展和改进，第二代模拟器能够将这些技能放在手术环境之中。第三代模拟器则更进一步，可以重建整个手术过程的多个阶段，同时也超越了精神运动技能（psychomotor skills），将操作步骤的认知训练和相关解剖加以整合。目前的第四代模拟器提供了一个整体方案，将诊断指导和手术适应证，与传统的操作任务相结合[22]。事实上，最近一篇Cochrane评价的结论是，"虚拟现实培训推动了标准的手术培训"[23]。

MIST-VR®（Mentice，哥德堡，瑞典）是最早的经过验证的微创虚拟现实模拟器之一。它旨在培训基本的精神运动技能，学员可以完成标准化任务，例如抓取和操控物体，并立即收到对其技术表现进行客观评价的反馈，例如每个手臂的错误总数和路径长度（行进距离）。然后可以保存该数据并用于纵向比较个人的表现，以便展示技能的掌握情况，或横向比较对等组的表现[24]。研究证明，这些精神运动技能可应用于手术室，使学员的解剖时间明显缩短，并减少腹腔镜胆囊切除术中的失误[25]。

LapSim®（Surgical Science，哥德堡，瑞典）在该领域的处于领先地位，可提供涵盖基本精神运动技能、任务和操作的模块，并通过提供可变形的屏幕图形，从而增强现实感。早期LapSim®与MIST-VR®相同，缺乏触觉（触摸或力量）反馈。然而，有效性研究表明，使用LapSim®进行虚拟现实培训，通过将精神运动技能从模拟（仿真）向临床领域转化，使学员在手术室外也能掌握技能[26]。还有研究表明，将LapSim®用作术前热身，有助于改善术者术中的表现[27]。

LapMentor™（Simbionix，克利夫兰，俄亥俄州）向一系列基本和高级微创操作模块添加了触觉反馈[28]。然而，通过添加触觉反馈，虽然有可能改善学员在高级任务和操作中的表现[29]，但对于技能的获取是否具有显著效益尚未得到证实[30]。

关于虚拟现实模拟器有几个公认的现实问题[31]。首先是成本，除了购买的价格，还要考虑贮存和维护的成本。特别是，技术上的突飞猛进，正源自医疗机构对价格便宜、易于安装和软件升级便利的需求。此外，成本效益决定了应用该技术的部门必须认识到，学员使用这些模拟器的费用必然占用其财务支出。虽然有证据表明，使用虚拟现实模拟器可缩短手术时间和减少失误，但目前尚无公开发表的证据表明该技术可以节省资金。

从根本上说，对于在虚拟现实中如何最大限度地获取腹腔镜技能，人们知之甚少。反过来，这也为批评者们提供了怀疑的合理性，委婉地说就是，当学员们正在为积累充分的临床经验而努力时，为什么要鼓励他们把时间花费在虚拟环境中？

合成实体模型

传统来说，合成实体模型可用于从本科到研究生各个阶段的基本临床技能的教学和评估。随着时间的推移，这些模型已经更新换代，成为在解剖学上精确的培训工具，覆盖了不同外科专业的一系列手术，包括微创手术。

尽管缺乏系统地验证其使用的研究论文[32]，特别设计的程序通常将这些相对低成本、低保真的模型纳入腹腔镜视频（盒）训练器，用于初级外科医生的有针对性的培训。这个层次的学习重点是手术操作的认知步骤，并练习所涉及的基本的、常常是反直觉（counter-intuitive）的心理运动技能。

虽然该模型使用的材料多为一次性，限制了其在组织处理方面的性能，并且通常不支持使用透热疗法（diathermy）。但它们价格低廉又易于获取，能使学员在以学习者为中心的实验室环境里获得信心和能力。

动物模型

尽管在英国（不包括海外领地）禁止活体动物操作，但供人类食用的动物被屠宰后，从其体内获取的器官可以用于外科培训。然而，不论是供应商还是终端用户，都受到了严格的监管。所以这种培训一般仅限于区域医学中心的专科医生，学员少有参与。

尽管有这些实际考虑，应用离体动物组织的模拟具有诸多优势。首先，每单位的购买价格比其他模型便宜得多。其次，尽管存在结构性的解剖学差异，但其组织质地比虚拟现实或合成实体模型更接近人类。第三，可以使用透热疗法。因此，这样的离体动物组织通常更适用于高级外科学员的模拟培训，尽管与合成实体模型一样，缺乏循证研究系统地评估其使用[32]。

人类尸体

在英国，人类尸体是稀缺的资源，因为很少有人将自己的身体捐给医学科学。然而，英国最近修改了"人体组织法案"，已经允许将人类尸体用于学习——这将使英国的政策与国外的现况保持一致——只要已经获得捐赠者生前适当的知情同意。

虽然在本科学习阶段，尸体解剖已被逐渐淘汰，但更多的高年资学员和顾问医师（consultants）被那些可提供人类尸体解剖的模拟课程所吸引，因为其在解剖学、手术的真实性和现实性等方面具有优势——特别是在使用新鲜的冷冻尸体时[33]。

为了最大限度地提高其成本效益，有可能将每个尸体用于执行多个专业的语境化程序。然而，每个任务完成之后，必须根据那些被打乱或保存的解剖结构对程序进行排序[34]。如果程序被成功执行，便可以在一个最接近实际手术的、安全的环境中学习新的程序、技能和技术。

尽管有这些优势，但人类尸体模拟非常昂贵。因为在英国可获得的尸体有限，而装备配套设施并获得处理的资质也是一大笔费用。因此，这种模拟模式通常只存在于区域性培训中心。

情境的重要性

微创手术技能教学最常用的方法是基于任务的模拟，重点是培养技能，例如腹腔镜缝合。当有意识地练习一个新的或有欠缺的技能时，模拟培训的好处显而易见[35]，而其局限性之一是技能能否以孤立的形式进行教学。如果考虑到临床环境，这是非常不切实际的，因为外科医生往往需要同时具备一系列可互换的技能。事实上，据推测，环境有助于这种专业素质的培养[36]。伦敦帝国理工学院的研究小组率先提出了模拟训练的硬件和时间背景的概念，并对由此带来的额外效益展开了研究。

硬件情境

硬件情境的模拟涉及环境因素，如设置、模拟器的选择和手术的性质。由于外科手术很大程度上是以感觉为基础，手术模拟必须尝试重建手术室的视觉、声音、气味和触觉，从而获得最佳效果。这样的硬件情境化可为模拟提供一个恰当的背景，有助于参与者沉浸其中（图3.1）。

原位模拟（在实际的临床环境中运行）虽仍处于起步阶段，但已证明其在多学科团队培训（如创伤和心肺复苏）中使用具有潜力[37]。然而，考虑到成本和临床需求，原位模拟手术在手术室的可获得性受到了限制。因此，许多教学医院建立了静态模拟设施，配有专门工作人员。但这些设施成本高昂，学员难以获得，从而少有应用。最近，针对这样的问题，已开发出便携式和移动模拟设备[38]。这些设备专门为那些能够坚持定期参加专科中心训练的学员而设计，有证据表明，这些设备和使用者的体验可与那些更加知名和昂贵的同类设备相媲美[39-41]。

我们曾经考虑过将不同的模拟设备用于微创手术培训。然而，对于培训而

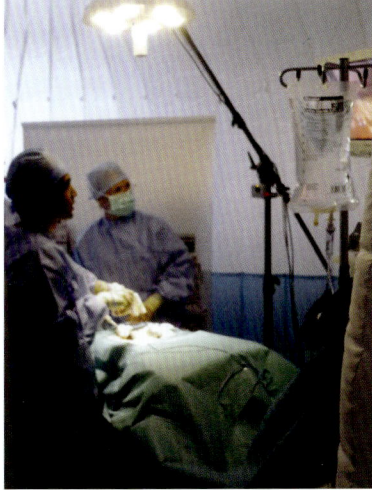

图3.1 使用视频（盒）训练器和离
体猪组织进行物理情境化的微创手术
模拟培训

言，至关重要的是，外科医生所进行的模拟操作，正是他们将在现实生活中所采用的方式和所使用的工具。

因此，从使用虚拟现实外科手术模拟器进行简单的铺巾，到通过提供术野的局部情境来实施真实手术的混合模型，这都是硬件环境情境化的范畴。例如，将合成硅胶皮肤覆盖在视频（盒）训练器的表面，再加上内部的解剖模型（允许使用诸如猪的肝脏和胆囊，或一小部分小肠作为解剖结构的模块化替代品）。这种自由组合使手术模拟更为真实，并推动现代外科实践和手术操作的发展。

然而，硬件环境的情境化需要占用大量资源和工作人员。可以通过整合麻醉护士和洗手护士的角色，重建手术的社会性，从而增加模拟的真实性，以及练习的教育价值和参与者的带入感。与此同时，单次训练的财务成本也会降低。

时间情境和时序模拟

时间情境与时间有关。虽然一个患者的外科治疗过程可能长达数周、数月甚至数年的时间，但模拟可在一个被称为"时序模拟"的过程中提炼这一系列事件[42]。例如，学员会被要求在手术前取得模拟患者（接受过医学培训的男女演员）的知情同意，参加一个完全沉浸式手术小组的模拟手术，然后在手术后检查同一个模拟患者。

这种方法的好处可谓一举两得。首先，通过对时间、地点和人员的操作加以情境化，增加了学员参与度。其次，可以训练和/或测试那些伴随因素，例如沟通技巧。这样一种全面解决方案超越了单纯的技术性任务，通过将适应征、风险和效益有效的告知患者，从而测试学员对手术的认知和理解。培训师也可参考培训成绩将操作方案加以标准化，或根据学员的表现因材施教，从而推动优秀学员更上一层楼，同时对较弱的学员给予支持。手术后，修复和化妆师可以制作逼真的手术伤口，以便在必要的情况下培养学员发现和处理潜在并发症的能力（图3.2）。

虽然这种模拟可能需要从财务和后勤上加以定期保障，不过，伦敦帝国理工学院联合伦敦地区（London Deanery）开展的初步研究，其结果支持让更多学员参与这种类型的培训模式。

手术模拟的未来

有许多令人振奋的新进展可能会影响微创手术模拟培训的未来。这些进展因"欧洲工作时间限令（EWTD）"政策的推行应运而生，以减少外科学员在临床和手术上的工作时间，同时更强调提高患者的安全性和技术的快速进步。下面将讨论6个最为实用和新颖的观点。

专业模拟培训中心

鉴于当前影响外科教育的大环境，以及对模拟培训的高度重视，建立专业模拟中心可谓是方兴未艾[43]。这些中心通常通过协调和安排区域性培训课程，为学员提供巩固和补充临床经验的场所。其他中心则无限制的对学员开放，并提供自主学习的机会。目前，尚无明确证据支持哪种方法更优于另一

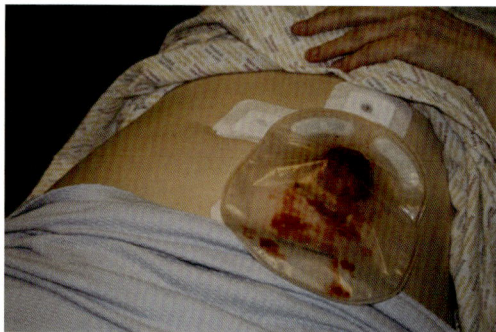

图3.2 一个接受（硅胶）末端结肠造口术后模拟
患者的腹部

种方法[44-45]。

学员越来越多地购买或配备个人的微创培训设备。这抵消了对专业中心的需求和花费，同时使学员可以在自己方便的时候进行练习。但是，由于缺少培训师的反馈意见，这可能会带来如此风险：使学员习惯于那些未经纠正的错误和不熟练的技术。

模拟课程

开发一个全面、有效和可靠的手术培训模拟课程不是一个新概念。虽然已有一些优秀的基础技能课程，例如腹腔镜手术基础课程[46]，并且为开发特定操作的课程已付出了巨大的努力[47]，但尚无针对高级微创手术技能的模拟课程。现有技术水平是由特定模拟器执行的特定任务，在模拟器之间几乎没有交叉比较，缺乏将涉及一系列操作的模拟能力与临床能力相关联的证据。因此，有人提出，课程开发应被视为需要并行验证（concurrent validation）的一个迭代过程（iterative process）[48]。

伦敦地区普通外科手术培训计划可谓独树一帜，将整合的模拟课程贯穿于外科培训的全过程。由专业培训师讲授，自始至终监测学员的出勤和表现，并单独给予反馈，定期评估学员的学习进度并记录在案。然而，这种模式目前只有其可行性和参与者的可接受性得到了肯定[49]。

临床实践能力

模拟已被倡导作为临床经验的补充（不能替代临床经验），但在外科学员被允许对患者进行临床操作之前，是否要求演示其模拟能力，有关这个问题尚存争议。从伦理和患者安全的角度来看，考虑到要将学员掌握的技能应用到手术室，并使后续临床工作价值最大化，这种过渡是合情合理的。但是，如果会增加现有的工作压力，这种政策将难以实施。

步骤演练

于2001年报道的患者特异性虚拟现实步骤演练，是一种潜在的革命性的新兴技术。该技术是外科医生通过对患者进行全面检查，根据患者个体的解剖和病理学情况，在术前制定手术规划。该技术有助于认知和精神运动演练，通过减轻术中决策的负担，使外科医生在手术前选择最佳手术方案，从而提高复杂手术的成功预期，提高患者的安全性并改善预后[50]。

新技术的测试与整合

技术进步一直是微创外科创新的关键驱动因素，但如何将有前景的研究成果安全地转化到手术室是一个重要问题。模拟为这个问题提供了一个可行的解决方案，可以在一个逼真的临床环境中试用新技术。科学家有机会排除以前不可预见的潜在困难，而终端用户可以在指导下学习使用技术，提出问题和表达疑虑，避免临床工作场所的压力，规避患者安全风险。事实上，患者和公众也可以被邀请甚至被鼓励参与这个过程[51]。这种方法已经在伦敦帝国理工学院成功试点，为将来可能开展的临床试验开辟了新的途径。

开放手术技能的讲授和维护

由于新一代外科医生主要接受微创外科手术的培训，随之而来的是传统开放手术技能的丧失。但是，中转开放手术的潜在要求依旧存在，从而决定了仍然必须讲授和保持开放手术的技能。模拟便是实践那些罕见场景的理想环境，这通常需要由实施过此类手术（当这些手术还比较普遍的时候）的培训师讲授，例如开腹胆囊切除术等。基于此，手术模拟培训的要求可能又要回到原点[52]。

本章小结

微创手术是一个快速发展的领域。因此，外科教育和培训必须以创新和及时的姿态作出反应。当前，对于外科学员而言，则应做好充分和恰当的准备，以适应他们刚刚起步的事业的需求。模拟提供了一个潜在的解决方案。

本章在讨论模拟在微创手术培训中发挥的作用时，吸纳了各种观点。探讨了其与现代手术实践的相关性，指出了现有各种培训模式的优势和不足，并讨论了其未来可能的几个发展方向。

参考文献

[1]　Gaba D. The future vision of simulation in health care. Qual Safe Health Care. 2004；13：i2-i10.

[2]　Kneebone R. Simulation in surgical training: educational issues and practical im-plications. Med Educ. 2003；37：267-277.

[3]　Brydges R，Carnahan H，Rose D，Rose L，Dubrowski A. Coordinating progressive levels of simulation fidelity to maximise educational benefit. Acad Med. 2010；85：806-812.

[4]　Moorthy K，Munz Y，Sarker S，Darzi A. Objective assessment of technical skills in surgery. Br Med J. 2003；327：1032-1037.

[5]　Ratanawongsa N，Thomas P，Marinopoulos S，Dorman T，Wilson L，Ashar B，et al. The reported validity and reliability of methods for evaluating continuing medical education: a systematic review. Acad Med. 2008；83：274-283.

[6]　Directive 2003/88/EC of the European Parliament and of the Council of 4 November 2003 concerning certain aspects of the organisation of working time. Official Journal L 299，18/11/2003 P. 0009-0019.

[7]　Tooke J. Final report of the independent inquiry into Modernising Medical Careers. MMC Inquiry. London：Aldridge Press. 2007. See http：//www.mmcinquiry.org.uk/draft.htm .

[8]　Chikwe J, de Souza A, Pepper J. No time to train the surgeons. Br Med J. 2004；328：418-419.

[9]　Grantcharov T, Reznick R. Training tomorrow's surgeons：what are we looking for and how can we achieve it? ANZ J Surg. 2009；79：104-107.

[10]　Donaldson L. 150 years of the Annual Report of the Chief Medical Offi cer. 2008 [10 Aug 2013]；Available from：webarchive.nationalarchives.gov.uk /+/ http：//www.dh.gov.uk/en/ publicationsandstatistics/publications/annualreports/dh_096206 .

[11]　Temple J. Time for Training. A review of the impact of the European Working Time Directive on the quality of training. 2010 [10 Aug 2013]；Available from：http：//www.mee.nhs.uk/ PDF/14274 Bookmark Web Version.pdf.

[12]　Aggarwal R, Darzi A. From scalpel to simulator：a surgical journey. Surgery. 2009；145：1-4.

[13]　Choy I, Okrainec A. Simulation in surgery：perfecting the practice. Surg Clin North Am. 2010；90：457-473.

[14]　Jakimowicz J, Cuschieri A. Time for evidence-based minimal access surgery training：simulate or sink. Surg Endosc. 2005；19：1521-1522.

[15]　Satava R. Surgical education and surgical simulation. World J Surg. 2001；25：1484-1489.

[16]　Sturm L, Windsor J, Cosman P, Cregan P, Hewett P, Maddern G. A systematic review of skills transfer after surgical simulation training. Ann Surg. 2008；248：166-179.

[17]　Windsor J. Role of simulation in surgical education and training. ANZ J Surg. 2009；79：127-132.

[18]　McGaghie W, Issenberg S, Petrusa E, Scalese R. A critical review of simu-lation-based medical education research：2003-2009. Med Educ. 2010；44：50-63.

[19]　Sutherland L, Middleton P, Anthony A, Hamdorf J, Cregan P, Scott D, et al. Surgical simula-tion：a systematic review. Ann Surg. 2006；243：291-300.

[20]　Regehr G. Trends in medical education research. Acad Med. 2004；79：939-947.

[21]　Coleman J, Nduka C, Darzi A. Virtual reality and laparoscopic surgery. Br J Surg. 1994；81：1709-1711.

[22]　Undre S, Darzi A. Laparoscopy simulators. J Endourol. 2007；21：274-279.

[23]　Gurusamy K, Aggarwal R, Palanivelu L, Davidson B. Virtual reality training for surgical train-ees in laparoscopic surgery. Cochrane Database Syst Rev. 2009；(1)：CD006575.

[24]　Wilson M, Middlebrook A, Sutton C, Stone R, McCloy RMISTVR. A virtual reality trainer for laparoscopic surgery assesses performance. Ann R Coll Surg Engl. 1997；79：403-404.

[25]　Seymour N, Gallagher A, Roman S, O'Brien M, Bansal V, Andersen D, et al. Virtual reality training improves operating room performance. Ann Surg. 2002；236：458-464.

[26]　Larsen C, Soerensen J, Grantcharov T, Dalsgaard T, Schouenborg L, Ot-tosen C, et al. Effect of virtual reality training on laparoscopic surgery：randomised controlled trial. Br Med J. 2009；338：b1802.

[27]　Catalyud D, Arora S, Aggarwal R, Kruglikova I, Schulze S, Funch-Jensen P, et al. Warm-up in a virtual reality environment improves performance in the operating room. Ann Surg. 2010；251：1181-1185.

[28]　Andreatta P, Woodrum D, Birkmeyer J, Yellamanchilli R, Doherty G, Gauger P, et al.

Laparoscopic skills are improved with LapMentor Training: results of a randomized, double-blinded study. Ann Surg. 2006; 243: 854-860.

[29] Panait L, Akkary E, Bell R, Roberts K, Dudrick S, Duffy A. The role of haptic feedback in laparoscopic simulation training. J Surg Res. 2009; 156: 312-316.

[30] Thompson J, Leonard A, Doarn C, Roesch M, Broderick T. Limited value of haptics in virtual reality laparoscopic cholecystectomy training. Surg Endosc. 2011; 25: 1107-1114.

[31] Bashir G. Technology and medicine: the evolution of virtual reality simu-lation in laparoscopic training. Med Teach. 2010; 32: 558-561.

[32] Aucar J, Groch N, Troxel S, Eubanks S. A review of surgical simulation with attention to vali-dation methodology. Surg Laparosc Endosc Percutan Tech. 2005; 15: 82-89.

[33] Wyles S, Miskovic D, Ni Z, Acheson A, Maxwell-Armstrong C, Longman R, et al. Analysis of laboratory-based laparoscopic colorectal surgery workshops within the English National Training Programme. Surg Endosc. 2011; 25: 1559-1566.

[34] Harris A. Distributed simulation and soft preserve cadavers in surgical simulation. Granada: SESAM; 2011.

[35] Ericsson K, Charness N, Feltovich P, Hoffman R, editors. The Cambridge handbook of exper-tise and expert performance. New York: Cambridge University Press; 2006.

[36] Mylopoulos M, Regehr G. Putting the expert together again. Med Educ. 2011; 45: 920-926.

[37] Rosen M, Hunt E, Pronovost P, Federowicz M, Weaver S. In situ simulation in continuing education for health care professions: a systematic review. J Contin Educ Health Prof. 2012; 32: 243-254.

[38] Kneebone R, Arora S, King D, Bello F, Sevdalis N, Kassab E, et al. Distributed sim-ulation -accessible immersive training. Med Teach. 2010; 32: 65-70.

[39] Kassab E, Tun J, Arora S, King D, Ahmed K, Miskovic D, et al. "Blowing up the barriers" in surgical training: exploring and validating the concept of distributed simulation. Ann Surg. 2011; 254: 1059-1065.

[40] Kassab E, Kyaw Tun J, Kneebone R. A novel approach to contextualized surgical simulation training. Simul Healthc. 2012; 7: 155-161.

[41] Harris A, Kassab E, Tun JK, Kneebone R. Distributed Simulation in surgical training: an off-site feasibility study. Med Teach. 2013; 35(4): e1078-e1081.

[42] Kneebone R. Simulation, safety and surgery. Qual Safe Health Care. 2010; 19: i47-i52.

[43] Sachdeva A, Pellegrini C, Johnson K. Support for simulation-based surgical education through American College of Surgeons - Accredited Education Institutes. World J Surg. 2008; 32: 196-207.

[44] Chang L, Petros J, Hess D, Rotondi C, Babineau T. Integrating simulation into a surgical resi-dency program: is voluntary participation effective? Surg Endosc. 2007; 21: 418-421.

[45] Snyder C, Vandromme M, Tyra S, Hawn M. Profi ciency-based laparo-scopic and endoscopic training with virtual reality simulators: a comparison of proctored and independent approaches. J Surg Educ. 2009; 66: 201-207.

[46] Swanstrom L, Fried G, Hoffman K, Soper N. Beta test results of a new system assessing com-petence in laparoscopic surgery. J Am Coll Surg. 2006; 202: 62-69.

[47] Palter V, Orzech N, Reznick R, Grantcharov T. Validation of a structured training and assess-

ment curriculum for technical skill acquisition in minimally invasive surgery: a randomized controlled trial. Ann Surg. 2013; 257: 224-230.

[48] Sweet R, Hananel D, Lawrenz F. A unified approach to validation, reliability, and education study design for surgical technical skills training. Arch Surg. 2010; 145: 197-201.

[49] Hanna G, Mavroveli S, Marchington S, Allen-Mersh T, Paice E, Standfield N. The feasibility and acceptability of integrating regular centralised laboratory-based skills training into a surgical training programme. Med Teach. 2012; 34: e827-e832.

[50] Willaert W, Aggarwal R, Van Herzeele I, Cheshire N, Vermassen F. Recent advancements in medical simulation: patient-specific virtual reality simulation. World J Surg. 2012; 36: 1703-1712.

[51] Explore surgery. [10 Aug 2013]; Available from: http://www.exploresurgery.com .

[52] Kneebone R, Woods A. Recapturing the history of surgical practice through simulation-based re-enactment. Med Hist. 2014; 58: 106-121.

第四章　基础腹腔镜技术的教学

Parul J. Shukla, Sameer Sharma, and Abe Fingerhut

前言

　　"看一个，做一个，教一个"，William Halsted在教授医学和手术技术时，总把这句"口头禅"挂在嘴边[1]。作为临床医生，我们都将成为人师，经过历练而形成自己的风格。本章可做为向学员传授基础腹腔镜技术时，所涉及的基础知识的指南。"良好"的教学对于培养学员良好的手术"习惯"具有强大的影响力。良好的教学将使学员在外科生涯中受益，并有助于他们在达到一定造诣后也能成为优秀的培训师。

　　一个行之有效的培训计划从传授良好习惯开始。多数（即使不是全部）高年资外科医生知道不止一种完成手术操作的方法，但首要的是应该传授一个标准化的方法。一旦学员掌握了那些基本的标准化技术，就可以根据自身特点拓展其他技能。接下来，由专家定期考察，以确保学习者不断进步，并及时纠正那些不良习惯。

　　学习者掌握了基本技能之后，就应该有机会按照他/她自己的速度练习，并对其表现进行评估以作为学习进度的指标。大多数研究表明，与"填鸭法"相比，分散学习在更多情况下是更为有效的学习方法。

目标设定

　　培训学员的第一步是制定一个目标或多个目标。学员根据其先前的经验、个人目标和内在的自我效能（self-efficacy）进入学习活动，从而实现目标。培训师必须对学员的能力、资质和学习意愿作出评判。每个目标都必须限定有一个恰当的时间范围。例如，"在这个操作结束之前，我希望你能够插入一个脐部的戳卡孔。""在你跟着我4个月的实习结束之前，你可以在我的帮助下操作一台完整的腹腔镜胆囊切除术。"研究表明，具有挑战性的具体目标（而不是那些简单的目标、"尽你全力"的目标或没有目标）通常会带来更好的表现[2-3]。因此，必须将目标设定明确。

　　当学员看到目标推进令人满意时，他们确信其技能得到提高。这反过来又引导学员设定新的挑战性目标（与培训师一起），从而得到进步[4]。

培训示意图（图4.1）

　　基本腹腔镜技术的培训可分为手术室内和手术室外。这两个场所都能为学习和掌握技能提供独一无二的机会。

　　作为外科医生，其职业生涯都是从一个新手进阶为一名专家的过程，培训很可能会在手术室的外部和内部同时进行。在手术室外获得的技能接下来可以在手术室中使用，用于构建他们的技术水平。在整个培训期间，应定期评估学员的进度，并根据他/她的需要对目标加以完善。

在手术室外培训腹腔镜技能

　　万维网的快速扩张和信息的迅速传播，使得知识共享变得便捷和直观。学

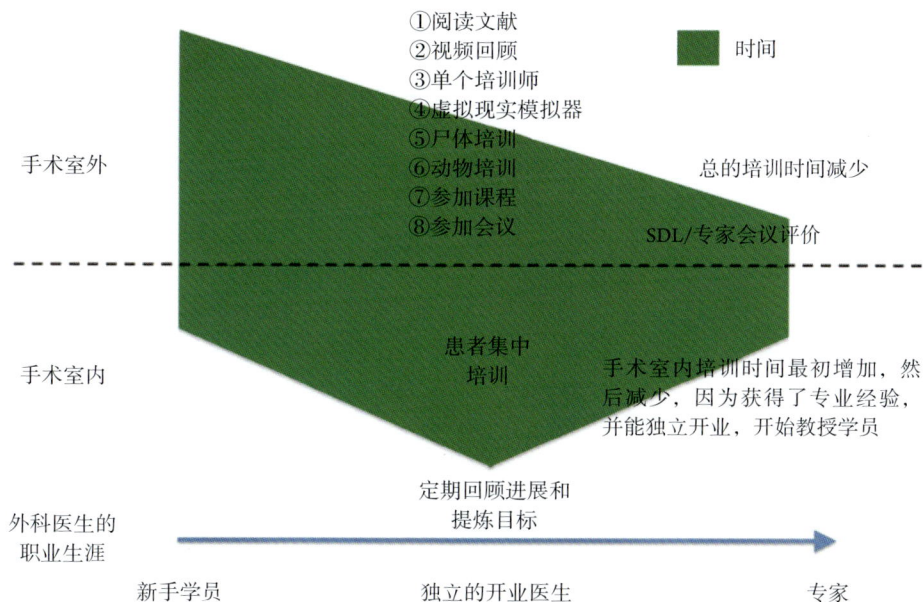

图4.1　从一个学员进阶为一名培训专家的培训要求

绿色区域表示培训活动中，在手术室外部和内部所花费的时间。随着个人的职业发展，培训活动的重心和持续时间将反映个人的需求和责任。

员工作时间的相对缩短也导致了手术室外培训机会的增加。可以通过相关网站获取培训文献，视频上传网站上也有越来越多的手术培训视频供培训师[5]和学员使用。培训师必须注意这些视频教学的质量和方法，这是近来在培训方法上的一个令人关注的变化。

管理机构认证的培训计划

许多国家都有针对学员的经认证的培训计划。这些课程都密切关联，是在手术室之外获得基本技能的一个有效途径[6-7]。腹腔镜手术基础课程（FLS）就是其中的一个例子。它是一个综合的网络教育模块，包括一个动手操作技能培训组件和评估工具，旨在传授基本腹腔镜手术所需的生理学、基础知识和技术技能。目的是为外科住院医生、专科医生和执业医生提供一个机会，以均质的和科学上可接受的方式学习腹腔镜手术基础知识，并测试认知力、手术决策和技术能力，以提高患者的医疗质量。FLS计划内容已获得美国外科医师学会（ACS）的认证，是SAGES和ACS的联合教育项目[8]（表4.1）。

人体工程学培训

技术复杂性的增加和对设备的不适应，使腹腔镜手术中外科医生对于疲劳和不适的抱怨也不断增加。给学员传授人体工程学知识不仅可以增进学习，还能缓解身体的紧张和疲劳。

关于人体工程学对于安置腹腔镜的重要性在此不必赘述。研究表明，正确的人体工程学还可以缩短掌握关键技能的时间[9]。

表4.1　腹腔镜手术的基本技能（FLS）

使用单眼光学系统的深度感知

经戳卡套管操作（杠杆效应，自由度降低）

使用力反馈减弱的长器械操作

使用非惯用手

使用角度腹腔镜

通过体壁上固定的入口（戳卡套管），在长器械之间传递物体

通过戳卡套管，使用单眼光学系统，由双手操作腹腔镜器械进行精确切割

使用结扎环（ligating loops）控制中空的管状结构

操作腹腔镜器械，应用体内和体外技术，进行套管缝合（Cannulation Suturing）和打结

外科医生的站位

外科医生可以在多个位置实施腹腔镜手术，主要有两个：在患者两腿之间和侧面。学员可以根据不同的手术，找到最符合人体工程学的位置。外科医生通常会依其偏好或习惯而适应某个特定的位置。随后的技术步骤将根据其选择的位置而有所变化。通常有必要选取一个或另一个位置，以获得最佳的三角剖分（triangulation）。

手术台高度

手术台的高度应根据手术医生的身高调整到距地面以上64~77 cm，因为当器械位于肘部高度时，不适感和手术难度才会降至最低[10]。

显示器位置

显示器位置不正确可能造成颈部劳损。图像应比眼睛平面低25°。研究还表明，如果将图像放置在靠近手的操作区域附近，使"俯视"视图与外科医生的视觉和运动轴呈一直线，则可以提高腹腔镜手术的效率[10]。对于那些需要改变位置的手术，或者为了让助手也能看到而不造成过度的颈部劳损，有必要使用第二个显示器[11]。

情境感知力培训

这个主题在本书第十三章（微创外科培训中的人为因素）有全面阐述。手术是极其复杂、有严格时间要求和充满压力的医疗实践之一，需要敏锐的情境感知力。传统上，手术工作人员负责监测手术室内的不同活动。然而，如今在手术室中有多个手术室数据源，用于监测和分析来自于传感器、服务器和设备的所有数据流，极具挑战性。简言之，情境感知力就是对现状的理解能力，这需要主动地参与和规划。

情境感知力可以通过各种不同的方法进行培训，这些方法大体上可以分为理论培训和虚拟现实培训。理论培训是通过与培训师进行讨论，将要点传授给学员的一种方法。虚拟现实培训使用培训模拟器来评估情境感知力。追踪（无论是眼睛还是器械）已被证明是评估情境感知力的有效工具（无论是眼睛还是仪器）。

手术室内腹腔镜技术的培训（将技能应用于患者）

大多数手术管理机构都将制定一个学员必须遵循的课程表。将在实习和/或年度结束时要达到的技能，以及在不同层次阶段需要完成的病例数量加以概括。培训师应与学员协商，以帮助确定实际的目标，并解读作为培训师的期望。在手术室内，培训将涉及设备学习、故障排除和要达到的技术能力。培训师在手术室内的教学方法各不相同，但应与既定目标直接相关。应定期对手术室内执行的任务和技能进行评估，为手术室外的学习活动提供重点。通过这种方式从而建立一种交互关系。

安全入路技术培训

在向学员讲授这一腹腔镜手术中最基本的步骤时，必须强调是，所有腹腔镜相关的主要并发症中，将近5%是放置戳卡套管所造成的体内脏器的医源性损伤。大部分损伤与盲穿（插）第一个戳卡套管或气腹针相关，以脐孔部位最常见（但并非总是）[12-13]。

对于外科医生，现在除了可以获得有关戳卡套管技术的许多示例，还应该记住，所传授的最基本方法通常可以获得恰当和安全的结果。例如，在进行戳卡套管穿刺时，将食指插入针筒中，可以有效控制和降低因戳卡套管刺入过深造成损害的可能性。此外，需要强调的是，与封闭式入路技术相比，开放式入路技术能显著减少穿刺失败，并且比使用气腹针更安全[13]。

戳卡套管穿刺可造成胃肠道和主要血管的损伤，在这些主要并发症中，至少50%发生在既定手术开始之前。腹腔镜医生如果没有早期发现损伤并且/或者迅速加以解决，会增加并发症的发生率和死亡率。戳卡套管穿刺进入腹腔后，接下来应使用腹腔镜进行目视检查，以评估腹壁血管的任何损伤（戳卡孔内侧出血）和腹腔内器官的损伤。任何此类损害都应立即处理，操作说明对此已有详述。这也适用于在手术结束时检查戳卡套管拔出过程中的出血。

总的来说，有关腹腔镜手术的戳卡孔位置尚无统一共识。目前，戳卡孔位置由实施的手术类型和外科医生的偏好，并基于个人经验来决定。为了在腹腔镜检查期间获得最佳的人体工程学和视觉效果，戳卡套管通常以三角形方式放置，称为三角剖分[14-15]。手术区域应距离光源戳卡套管15~20 cm。一般来说，其余的戳卡套管（通常为两个）放置在同一个15~20 cm的弧形中，位于光源戳卡套管两边5~7 cm处。如果需要，回收戳卡孔（retracting ports）可以放置在相同的弧形中，但应更靠外侧，以免器械"打架"[10]。

抓取

当使用抓钳时，最重要的是应该注意缺乏视觉或触觉反馈。随后，对精细结构集中施力。必须根据手头的工作选用适当的抓钳，例如处理肠管时使用无损伤肠钳。

止血

止血是外科手术的基石，近期没有重大革新。其原则依旧保持不变，其技术依旧基于核心原则。在出血的情况下，坚持基本原则是至关重要的。如果置之不理，那些需要关注的紧急状况可能会急转直下而成为潜在的灾难。

与许多医学原理一样，预防胜于治疗。笔者总结了一些公认的原则，以帮助读者在操作腹腔镜手术时培养情境意识和良好的技术。

（1）在腹腔镜手术区域内随时保持图像清晰；

（2）避免钝性分离组织结构；

（3）切割前电凝；

（4）切割组织结构时应骨骼化；

（5）切割前避开或结扎潜在的血管结构。

当出血发生时，应遵循明确的逻辑过程，以确保能方便有效地进行处理。

（1）目视辨认出血区域，不要移动和退镜。

（2）使用大口径吸引装置。冲洗会掩盖视野，因此应谨慎使用。可以将纱布垫置入腹腔内填塞出血。

（3）一旦明确出血点，就可以使用无创或细的分离钳来控制出血。

（4）如果步骤3成功，必要时可考虑增加更多戳卡孔以帮助收回。

（5）只有在你能清楚地识别和解剖出血的血管之后，才能放置止血钳或夹子以控制出血。

（6）通过吸引器冲洗重新评估。

（7）如果这不成功，中转为开放手术。

外科医生可以使用各种不同的方法进行止血，从直接压迫到使用新设备都可以尝试。

能量源手术刀（透热疗法，超声刀和血管封闭系统）

电外科使手术的艺术和科学发生了革命性变化。由于手术区域的封闭特性，也推动了腹腔镜手术发展。在教授学员时，电外科的基础知识非常重要，相关硬件知识可以在其他地方深入了解。

当使用能量源时，患者的安全至关重要，这是传授给学员的最重要的一点。这在使用单极电刀时非常重要。患者的电极垫必须放置在适当的位置以避免灼伤。患者的皮肤不得接触金属物品，否则会导致电流优先通过该点，再次造成灼伤。

即使将这牢记于心，电极头的位置依旧是解剖成功的关键组成部分。解剖的又一个重要内容是术者及其助手获得的张力和反向牵引力。

使用电刀是腹腔镜手术不可回避的问题，学员必须在早期阶段就意识到这一点，最好是进入手术室之前。尽管如此，时常提醒也有必要。首先，由于在"封闭"的环境中操作，即非开放式的腹部手术，外科医生可能比开放手术更依赖能量设备。由于这种局限性和镜头提供的视野有限，出血或损伤可能发生在视野之外。现代腹腔镜对视野的放大可使微小出血显得比实际更大。尽管腹腔镜手术取得了显著进步，但与开放手术相比，外科医生在二维屏幕上仍然缺少触觉反馈，以及深度和色彩感知。单极电刀的刀头必须始终保持在视野范围内，因为如果刀头在视野之外，设备万一激活就可能会无意中造成损伤。激活刀头或刀头发热，都可能造成外科医生意识不到的损伤。这可能导致迟发性并发症。同样，许多现代仪器也并非彻底绝缘，沿着器械杆可能存在绝缘故障的风险。这有赖于手术室护理工作人员的定期检查。外科医生有责任确保团队和学员在使用前熟悉设备，并加以培训。

超声刀

单极和双极电刀采用电能来产生热量，而超声装置通过振动使切割和凝结同时进行。超声能量源的一个例子是超声刀，手术刀片每秒振动55 500次，在组织中产生应力和摩擦。接下来，这又产生热量并引起蛋白质焊接，从而使组织同时进行切割和凝结。与传统的电刀相比，使用这种技术除了可以减少横向热扩散，还有利于缩短解剖时间。然而，重要的是应教会学员关于超声波装置产生的热量（特别是在尖端）可能造成组织损伤[16]。

双极电刀

该技术使用一个电外科发生器，其中能量被施加在两个电极上。在一个程序检测电路中形成阻抗，并相应地调整能量，直到完全凝结，然后自动停止。这可以使组织有效地焊接密封。然后可以切割该焊接点而不发生出血。双极电凝设备被广泛用于凝血，具有能够同时抓取组织的优点。还有其他装置（如血管封闭系统）兼具凝血和切割的功能。

缝合

笔者认为，无缝打结是所有腹腔镜外科医生"必备"的技术技能，因此必须在早期阶段向学员传授这种技能。尽管如此，体内结打结和缝合仍然是手术中最难和最复杂的技术之一。

这种技术最适合学员在模拟器上练习和掌握，然后应用手术室中，可缩短手术时间[17]。作为一个关键点，笔者在持针时将凹面朝下，以便针的旋转，再将线绕在非持针器械上。双手灵活对于打结成功至关重要。除了那些新型的腹腔镜缝合技术，腹腔镜缝合所用缝线的类型与开放手术完全相同。可以在后期向学员介绍诸如V-lock这样的缝线，更容易掌握而不需要在体内打结。

冲洗

可以通过10 mm戳卡孔置入导管进行体腔的冲洗和吸引。导管可以是重力依赖或电动的。在本章的其他地方介绍了止血过程中如何进行冲洗和吸引。冲洗对于败血症的效果尚不明确。在培训过程中，学员们听过一句古老的谚语"稀释是污染的解决方案"，例如对有脓液部位进行冲洗。但最近的一项研究显示，在穿孔性阑尾炎中，冲洗并不比单独的吸引更具优势。

由于尚无明确的结论，作者仍然建议对每个患者进行个体化的处理，对于局限的脓腔首先还是进行吸引而不是冲洗[18-19]。

关闭戳卡套管伤口

大于8 mm的戳卡孔需要进行筋膜缝合。从技术上说，传授修补技术非常重要，因为戳卡孔疝是非常棘手的并发症，将有1%~6%的患者会发生此症状。还应传授在关闭戳卡孔时避免卡压肠管的技术。首先，应该传授最简单、最廉价和最有效的方法，一旦掌握了基础知识，就可以学习更复杂的方法。

无论使用什么技术（至今已报道有31种），一些关键步骤都是必不可少的。使用缝针时保护腹腔内结构极为重要（在这里最常用到拉钩），并适当的"咬"到筋膜，这样才能确保正确地传授了修补方法[20-22]。

结论

基本技能经常被人忽视，因为许多培训师认为这些是学员们所熟知的。事实上，很多培训师也不重视基本技能。一个好老师应具有启发和激励学员，并督促其做到极致的能力，不仅仅是举几个例子，还应该进行良好的指导。根据重点明确的目标传授基本技能，将使学员在向独立执业医生的成长过程中受益匪浅。如果说基本技术是坚实基础的核心，那么我们必须确保所传授的技能经得住时间和变革的考验。

参考文献

[1] Cameron JL. William Stewart Halsted：our surgical heritage. Ann Surg. 1997；225：445-458.

[2] Harackiewicz JME，NJ. The joint effects of target and purpose goals on intrinsic motivation. Pers Soc Psychol Bull. 1998；24：675-689.

[3] Locke EAB，J. Goal setting as a determinant of the effects of knowledge of score in performance. Am J Psychol. 1968；81：398-406.

[4] Gonzalez R，Bowers SP，Smith CD，Ramshaw BJ. Does setting specific goals and providing

feedback during training result in better acquisition of laparoscopic skills? Am Surg. 2004;
70(1): 35-39. Epub 2004/02/18.

[5] McCluney AL, Vassiliou MC, Kaneva PA, Cao J, Stanbridge DD, Feldman LS, et al. FLS
simulator performance predicts intraoperative laparoscopic skill. Surg Endosc. 2007; 21(11):
1991-1995. Epub 2007/06/27.

[6] Nguyen T, Braga LH, Hoogenes J, Matsumoto ED. Commercial video laparoscopic trainers
versus less expensive, simple laparoscopic trainers: a systematic review and meta-analysis. J
Urol. 2013; 190(3): 894-899. Epub 2013/04/10.

[7] Sharma M, Macafee D, Horgan AF. Basic laparoscopic skills training using fresh frozen
cadaver: a randomized controlled trial. Am J Surg. 2013; 206(1): 23-31. Epub 2013/04/30.

[8] Leblanc F, Senagore AJ, Ellis CN, Champagne BJ, Augestad KM, Neary PC, et al. Hand-
assisted laparoscopic sigmoid colectomy skills acquisition: augmented reality simulator versus
human cadaver training models. J Surg Educ. 2010; 67(4): 200-204. Epub 2010/09/08.

[9] Joice P, Hanna GB, Cuschieri A. Ergonomic evaluation of laparoscopic bowel suturing. Am J
Surg. 1998; 176(4): 373-378. Epub 1998/11/17.

[10] Supe AN, Kulkarni GV, Supe PA. Ergonomics in laparoscopic surgery. J Minim Access Surg.
2010; 6(2): 31-36. Epub 2010/09/04.

[11] Hanna GB, Shimi SM, Cuschieri A. Task performance in endoscopic surgery is infl uenced by
location of the image display. Ann Surg. 1998; 227(4): 481-484. Epub 1998/05/01.

[12] Bhoyrul S, Vierra MA, Nezhat CR, Krummel TM, Way LW. Trocar injuries in laparoscopic
surgery. J Am Coll Surg. 2001; 192(6): 677-683. Epub 2001/06/13.

[13] Ahmad G, O'Flynn H, Duffy JM, Phillips K, Watson A. Laparoscopic entry techniques.
Cochrane Database Syst Rev. 2012; (2): CD006583.

[14] Fingerhut A, Hanna GB, Veyrie N, Ferzli G, Millat B, Alexakis N, Leandros E. Optimal
trocar placement for ergonomic intracorporeal sewing and knotting in laparoscopic hiatal
surgery. Am J Surg. 2010; 200(4): 519-528.

[15] Manasnayakorn S, Cuschieri A, Hanna GB. Ideal manipulation angle and instrument length
in hand-assisted laparoscopic surgery. Surg Endosc. 2008; 22(4): 924-929.

[16] Emam TA, Cuschieri A. How safe is high-power ultrasonic dissection. Ann Surg. 2003;
237(2): 186-191.

[17] Croce E, Olmi S. Intracorporeal knot-tying and suturing techniques in laparoscopic surgery:
technical details. JSLS J Soc Laparoendosc Surg/Soc Laparoendosc Surg. 2000; 4(1): 17-22.
Epub 2000/04/20.

[18] St Peter SD, Adibe OO, Iqbal CW, Fike FB, Sharp SW, Juang D, et al. Irrigation versus
suction alone during laparoscopic appendectomy for perforated appendicitis: a prospective
random-ized trial. Ann Surg. 2012; 256(4): 581-585. Epub 2012/09/12.

[19] Platell C, Papadimitriou JM, Hall JC. The infl uence of lavage on peritonitis. J Am Coll Surg.
2000; 191(6): 672-680. Epub 2000/12/29.

[20] Shah PR, Naguib N, Thippeswammy K, Masoud AG. Port site closure after laparoscopic sur-
gery. J Minim Access Surg. 2010; 6(1): 22-23. Epub 2010/06/30.

[21] Hussain A, Mahmood H, Singhal T, Balakrishnan S, Nicholls J, El-Hasani S. Long-term
study of port-site incisional hernia after laparoscopic procedures. JSLS J Soc Laparoendosc

Surg/Soc Laparoendos Surg. 2009；13(3)：346-349. Epub 2009/10/02.

[22] Chen K，Klapper AS，Voige H，Del Priore G. A randomized，controlled study comparing two standardized closure methods of laparoscopic port sites. JSLS J Soc Laparoendosc Surg/Soc Laparoendosc Surg. 2010；14(3)：391-394. Epub 2011/02/22.

第五章　培训内镜（结肠镜）培训师

John T. Anderson and Roland Valori

缩写

DOPS	操作技能的直接观察
DOPyS	息肉切除技能的直接观察
JAG	消化内镜学的联合咨询组
TTT	培训师培训
TCT	肠镜培训师培训
LapCo TT	结直肠腹腔镜培训师培训
UK	英国

背景

开设内镜培训师培训（Training the Trainers'，TTT）课程的目的，是通过提供内镜基础和其他技能强化课程，提高和扩展培训师的专业知识。目前，肠镜培训师培训（Training the Colonoscopy Trainer，TCT）课程是最普遍的形式，已成为加拿大、澳大利亚和英国等国家默认的肠镜TTT课程。首次TCT课程于2003年开设，并经过不断精炼细化来增强与肠镜的关联性，以提高培训的效果和效率。TCT课程在2010年被收录入英国国家腹腔镜结直肠手术培训项目（www.lapco.nhs.uk），由此改编而来的结直肠腹腔镜培训师培训（Laparoscopic Colorectal Training the Trainers，LapCo TT）课程如今已成为该项目不可或缺的组成部分。

称职培训师的核心属性

培训师必须能够胜任检查操作

任何医疗操作的质量对患者均有直接影响。这在结肠镜检查中尤其明显，有证据显示低质量的结肠镜检查更容易导致并发症、检查不完整、疼痛加剧或过量使用镇静剂，以及重要病灶的遗漏和/或不完整切除。至少，培训师必须胜任结肠镜检查。

行为榜样

即使学员的能力得到了认可，并被认为能够安全独立地完成操作，他们的表现却往往差强人意。在结肠镜检查和其他项目当中，为了激发百分百的潜能，学员需要提高积极性，通过有意识的主动反思来发现需要改进的地方，从而持续练习以克服缺点。有充分的证据表明学员往往会以培训师为榜样，因此，一个称职培训师的第二个核心属性是要树立一个不断努力提高操作表现的榜样。

意识性的能力

内镜专业技术包含认知、行为和技术三个组成部分。为了提高培训的有效性，培训师必须了解这些组成部分并描述它们——即意识性的能力。显性知识是有意识的，可以语言化。隐性知识是不易察觉且难以语言化。随着时间的推移，在高强度练习后任务变得机械化，与新手相比，专家们对其性能了解较少。例如，大多数人在骑自行车时，很难解释肢体运动所涉及的各个阶段。术语中称其为"专业知识失忆"，这或许可以解释为什么对一些专家来说，他们很难解释自己具体在做什么，从而很难培训其他人。

医学教学文献中也曾注意到这个过程。Peyton的学习周期描述了学员从有意识的能力（需要通过思考来展示某个技术）到无意识的能力（不再需要思考就能展示该技术）的转变（图5.1）[1]。

对于大多数学员，有效的培训需要他们经历从无意识能力转变回有意识能力的阶段。有意识能力能明确地解构任务，并且提供如何成功完成任务的明确说明。越是初学者，越需要简单的步骤解析。每个步骤或阶段可以描述成学员可理解的形式来促进学习和技能的获取。

如果学员明白某些知识或技能的获取，使他们表现得更好，他们会带着更清晰的目的进入教学情境，并更加个体化地看到所学习的内容[2]。

为了有效地培训内镜操作，培训师需要具备结肠镜检查所需技术的显性知识，也需要如何培训技术技能的显性知识。好的培训师需要具备结肠镜检查和技术培训的有意识能力，以促进技能的获取（图5.2）。

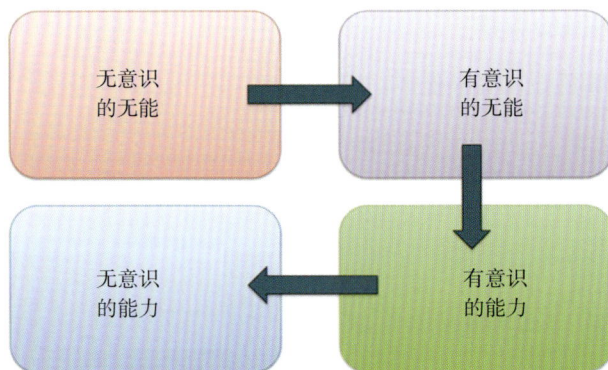

图5.1 意识—能力学习循环

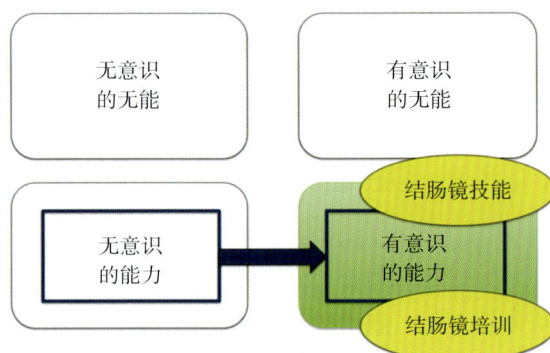

图5.2 有效的培训：结肠镜检查手法与培训技能的意识—能力模式

　　既往的培训会影响个人对意识性能力的展现。有意识能力阶段在内镜培训中经常被忽视，学员主要通过经验学习获得技能。对没有经历过有意识能力阶段的培训师而言，解构他们机械化的步骤是一项挑战。因此，学员倾向于重复培训师的动作。随着对肠镜检查技术的逐步理解，以及强调培训师意识性能力的培训，至少在英国，学员不再忽视有意识能力阶段的训练。

批判性反思与分析

　　反思使学员与培训师能够分析优势与弱点。批判性反思是经过对整体活动的反思后，发现其中关键性内容，从而进一步分析的过程。在内镜培训中，关键性内容被定义为能带来良好效果（成功克服困难问题——获得加强）的动作或行为，或者在更多时候，它会使学员面临挑战或困难（通常成为重点培训目标或反馈的基础）。培训师的批判性分析可促进学员的反思，帮助决定如何修改将来的动作和行为，以改善再次遇到困难时的结果。因此，培训师必须拥有的一个核心技能是在操作中发现关键性内容的能力，并通过反思它们来发现关键的学习点。

技术性技能培训框架

近年来，越来越多的人意识到需要对卫生专业人员进行有效的教学，但相对地，对培养具有意识性能力的技术性技能培训师却缺乏关注。忽略技术性技能教学的有意识能力阶段有两个不良后果。首先，培训师将很难培养他们自己的培训技能。因为，当培训不顺利时，很难通过自我诊断，作出选择以摆脱困境。更糟的是，他们无法意识到培训进展不顺。其次，他们的能力将受到限制，而无法有效培养未来的培训师。同理，离开有意识能力操作的结肠镜培训也会困难重重。

为了协助培训师在训练中形成有意识的能力，解构构成良好的培训是有帮助的。本章节接下来的部分将采用"设置—对话—结束"的框架来进行解构，然后描述有效技术性技能培训的基础组成部分。TCT和LapCo TT课程均利用了该框架。反馈显示，此法用于技术性技能培训非常有效。该框架提供了一套培训师可利用的能力特征作为清单，来帮助他们反思并改进他们的培训。

"设置"指的是培训开始前的准备阶段。设置的组成包括硬件部分和软件部分。软件组成部分应包括教材准备、学员技能水平的评估、培训师与学员学习章程的校对以及签订教育合同。设置的硬件组成部分与培训环境相关。培训师应确保分配和布置好环境，以促进有效的培训，包括设备的摆放、使用和培训师授课的位置。

"对话"指的是实际培训的传授过程。

"结束"是正式培训完成后的阶段。在该阶段，培训师应在对学员的进步进行反馈前，开始总结和反思该培训章节的内容。完成结束阶段时，培训师与学员应就下次培训部分的学习目标达成共识。

设置的组成部分

软件设置

有效的培训需要准备和预案。在忙碌的临床环境下，培训的准备时间是有限的。重要的是要有一个可遵循的预案，以确保准备工作的所有关键组成部分都包括在内。

评估

当面对新的学员或是学员距离上次培训间隔较长，培训师应当对学员作出简要的评估，这是尤为重要的一点。在培训刚开始的一段时间内，对学员的技能作出详细的正式评估是不可能的。但是，培训师可以通过一些具有针对性的问题来判断学员的能力、困境与经历等个人信息。电子学习档案的出现使这些评估变得简单可靠。培训师也应当将学员的期待与学习内容进行记录整理。

培训师与学员的目标

学员通常有一个期望从培训中获得什么的想法（学员的目标）。如果培训的内容与之不同，那么培训机会的效益是不能最大化的。培训最重要的是要确定学员自身的需求，并调整培训目标，以适应它。如果培训内容单纯地由培训师来决定，虽然也能进行有效的培训，但学员对此的接受将不够有效。培训师的责任不是一成不变的，需要应对学员目标和培训师目标不一致这一挑战。每一个培训内容的学习目的，应当是学员和培训师目标之间相互适应、调整后的结果[3]。

在培训早期，学员不能清楚表达明确的目标和目的——"他们不知道自己不知道什么"。随着培训的进展，他们变得更加了解自己对培训的需求，尤其是在完成操作进行反馈后更是如此。然后，他们将会更加负责地设置学习目的（图5.3）。因此，一个好的培训师会鼓励学员培养强大有效的反思模式。这可以使学员即使脱离了培训师的指导，也能负责高效地设置学习目标。

设定培训目标

明确学习目标可以让学员表现得更好，并且能带着更清晰的目的与个性化

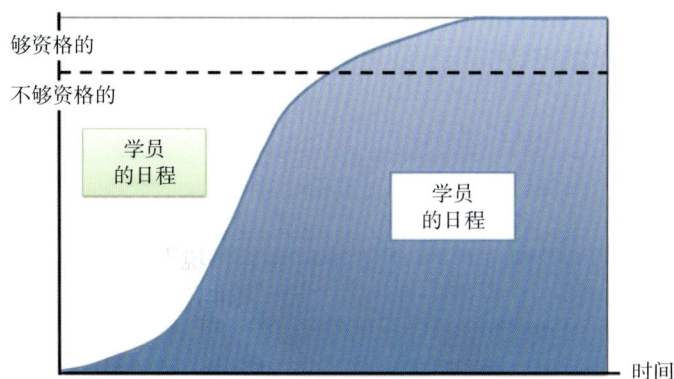

图5.3 协调目标

的视角进入教学情景。培训开始前，培训师应与学员就操作或手术中所关注的内容，即学习目的达成共识。由于肠镜检查高度易变的特点，双方通常不能在一开始就在学习目的上达成一致，随着培训的进行，很可能会需要制定新的学习目的。

培训合同

　　培训合同是培训师和学员之间关于如何实施培训教学的协议[3]。合同应在培训开始前达成一致。评估过程、章程校对、设置学习目标构成了合同的基础。另外，建立基本规章尤为重要。例如，让培训师和学员清楚他们在培训中各自的角色和责任。最重要的是，明确的基本规则将确定由谁主控操作和领导团队，从而确保患者的安全。基本规章也规定了什么情况下培训师可以中止培训课程和替换练习内容。

　　如果实施有效，培训合同可以使学员提高他们的技能，并合理展望培训中所能达到的程度，同时确保培训师对培训内容和学员的管理。签订培训合同通常只需要几分钟。

硬件的设置

　　硬件的设置指患者、支持人员、设备、学员和培训师的空间排布。理想状态下培训环境应是完全不受干扰的。这是出于对患者和工作人员的安全考虑，也是为了确保学员和培训师尽可能舒适地获得最好的培训效果。不够好的环境，可能会使学员和培训师疲惫或分心，从而使其在培训中投入的关注和精力不足。

对话的构成（指导和培训）

　　对话指从学员开始操作直到他/她完成操作、或训练情节终止。

　　许多培训师认为，内镜操作中的指导是具有挑战性的一项重要技能。拥有结构化的培训方法有助于促进指导和提高技能获取。保持对操作有意识的指导是培训师充分发挥培训功效的重点。指导的关键点如下：

　　（1）特定语言；

　　（2）指导类型；

　　（3）指导的时机；

　　（4）知道何时沉默；

　　（5）决策培训；

　　（6）提升操作表现培训；

　　（7）培训窍门；

（8）利用能力框架。

特定语言

培训师曾用不同的单词或词组来解释同样的事情。例如，镜头弯曲向上与大旋钮逆时针转或大旋钮向下转是相同的效果。对学员来说同样的动作不同的措辞会让人感到困惑。关注动作效果的指令比关注学员手臂和手的动作指令更便于优化学习。这可能是因为通过引导学员关注外部焦点，远离学员的手部动作，使操作展示通过自动控制过程来介导[4]。内镜培训的意义在于，应通过专注于显示器图像的指导来提高学习效果。应使用"镜头向上或镜头向下"，而不是着重于手部动作"拇指控制大旋钮朝下或朝上"。该方法在英国内镜培训课程中被证实是成功的。肠镜检查的指向性指令建议限制在以下12个术语：

（1）停止；

（2）后拉；

（3）插入；

（4）充气；

（5）吸引；

（6）镜头向上；

（7）镜头向下；

（8）镜头向左；

（9）镜头向右；

（10）顺时针旋镜；

（11）逆时针旋镜；

（12）慢下来/慢慢地。

通过这12个术语或操作手法，可以指导学员安全地置入肠镜，最终独立且在可控的状态下完成操作[3]。这个任务的完成取决于学员是否有能力通过复杂的步骤单独执行操作。冲洗镜面是另一个附加术语，可添加至列表中，不过虽然视野清晰至关重要，但冲洗镜面并不能直接帮助进镜。使用慢慢地和停止这些词可让培训师（和学员）更好地控制动作并最终控制镜头、解决问题。

指导类型

一般来说，指导可以是指令性/说教式或询问式的。通过提问和讨论如何确定和解决问题是较受欢迎的方法。但是，对于经验不足的学员，或者当一位有经验的学员身陷窘境时，直接指导的方式更为合适。指导的大概类型如下：

（1）指令：——例如，镜头弯曲向上并右旋镜身；

（2）表扬：——做得特别好；

（3）贬损：——这是一件愚蠢的事情；

（4）观察：——管腔在12点钟方向；

（5）解释：——因为患者体位改变，管腔视野变清楚了；

（6）提问：

1）诊断性问题：——你认为是什么原因导致了这个问题的出现？

2）方案性问题：——你的看法是什么？

一个合格的培训师可以有意识地应用这些不同类型的指导和提问来尽可能地适应情景。贬损或讽刺的评论是难以奏效的：它们不具有指导价值，还会打击学员的自信心。

指导的时机与何时沉默

由于认知超载，学员在努力执行实际操作的过程中可能无暇顾及培训师的指导。在这时候，培训师有必要保持安静，只要学员能够安全地进行操作就可以暂时不指导。如果培训师想要进行指导，那就最好让学员停止手中的工作，以便他能够集中注意力听从指导。有时学员刚刚接手一项困难或复杂的任务时，会发现想要保持器械的稳定都很困难。如果培训师在这种情况下开始指导，可能会令学员手足无措。因此，言语干预的时机是至关重要的。在结肠镜检查期间，即使学员没有遇到麻烦，培训师也宜保持沉默而无需偶尔的鼓励之词。

决策培训

决策培训可以改善执行任务期间决策的有效性。这是通过关注操作中的关键挑战或问题，然后选择最佳方案来实现的。决策培训有一个明显的认知运动组分，其中一个方法就是提问。在内镜操作过程中，如果学员无法取得进步，那么建议培训师对问题作出判断并对学员的选择加以评估。然后，在学员重新开始操作之前，培训师和学员应就尝试何种选择以及以采用什么顺序达成共识。提问有助于学员解决问题，并鼓励他们独立思考。它提高了学员自我反思、自我提高和意识性能力。

提问对改进决策是个有效的方法，但（如同口头评论）会增加对学员的要求。因此，当学员掌握了合理的内镜技巧，或为了讨论问题而中断操作并同意解决方案时，对提问加以限制似乎更为明智。决策培训似乎对中级和高级水平学员的长期表现最为有效，对初学者则不太有效。

认知超载（双重任务干扰）

同时操作两项相对简单的任务会增加难度，比如在计算一个账单的同时继续交谈。这个现象被称为是双重任务干扰，或更具体的说便是"认知超载"。认知超载是一个更为精确的术语，因为经常有超过两个的思维过程同时发生。在许多不同的领域都存在这个现象。认知超载的影响有可能归结于思维过程和记忆检索的瓶颈[5]。

有时，培训师会鼓励学员对他们的表现作出口头评论。这会显著增加学员的认知负荷，并可能导致表现不佳，并降低学习效率。没有数据支持这种方法能改进内镜技能训练。认知超载这个概念很重要，特别是在培训开始时，学员们正竭尽全力专注于练习。相反，具备无意识能力的专家对口头评论等额外内容具有很强的认知能力。

一些应用于外科技术培训的训练模型，建议在使用之前对每一步骤都加以描述[6-7]。这种模型对学员可能是有效的，因为它展现了学员的决策过程，并对他们潜在的危险操作加以警示。然而，内镜和医学的许多其他实践技能都是动态的，以"走走停停"的方式去描述任务和动作并不容易。

培训师何时意识到学员与任务表现相关的信息超载是个关键。如果要知道学员在思考什么很重要，那么有必要限制问题的数量并直截了当地进行提问。如果需要进行一次更为复杂的讨论，那么最好中断操作，只有对下一步达成共识后才能重新开始。

总之，如果培训师想知道学员在想什么，那么间断地提出问题比要求不断地评论更为可取，特别是当学员操作陷入困境的时候。

提升操作表现培训

提升操作表现培训这一术语涵盖了训练对话阶段的所有关键组成部分。这个全局性术语包括提升操作表现指导、提升操作表现反馈、决策培训、核查有效技能培训的理解和其他组成部分，比如在培训中保持有效的控制。

指导和反馈可以发生在训练的前、中、后阶段，这取决于技能的动态程度。一些技巧，例如网球发球，由于事件发生得太快而无法对技巧的表现给予指导或反馈。如果球击中球网，网球选手认识到这是一次差劲的发球，但可能并不理解是哪里出了错。教练观察同样的发球可以作出如下指导：

（1）指导选手下一次怎么做；

（2）通过提问帮助选手理解他做错了什么，然后解释发生了什么，并讨论他下一次该如何改进。

大多数内镜操作速度足够慢，以便培训师在操作中给予指导和反馈。然而，由于认知过载的影响，当学员正在全力操作时，无论提供指导还是反馈可能都不太合适。

在内镜训练中，情况千变万化，往往需要对这些教学原则加以调整。在操作中，根据环境和内容，双方的动态互动可以是指导或反馈。然而，由于互动的及时性，这被称为指导，更确切地说是提升操作表现指导。当提出一个明确的任务目标，以及依次执行任务组件时，进行更多的教学指导是十分重要的。

鉴于内镜操作的性质，培训师可以在操作过程中给学员提供反馈。以这种方式传递的反馈应该是结构化的，向学员提供信息，以强化或调整他们的知识、技能和态度。反馈使良好的操作表现得以强化，并能解决需要改进的地方。强调正确的操作具有激励作用，当反馈是矫正性的并促进发展时，它可以鼓励学员适当地调整自己的行为。在训练的同时提供反馈，对于提升操作表现具有立竿见影的效果。

培训窍门

在结肠镜操作中会碰到许多常见和可预测的问题，比如解袢、调整角度和进入末端小肠。对于每一个这样的挑战，都要有能够解释如何克服它们的系统方法。建议培训师对这些可预测的问题制定预案或"培训窍门"。制定培训窍门的过程可以提高有意识能力，减少培训师认知超载的负面影响。通过培训窍门来解决那些可预测的问题，最终能节省操作时间。这是因为培训师采用了成熟的结构化方法来解决问题，从而可以花费较少的时间思考如何去解释它。

总结部分

总结指的是培训课程结束后的一个时段。总结的目的是描述和反思发生了什么，然后为将来的培训课程制定方案（或目标）[8-10]。这个过程的核心被称为提升操作表现反馈。这是培训的一个基本组成部分，却经常被忽略，特别是当操作完成后，培训师和学员往往认为培训到此为止。如果这一部分做得好，提升操作表现反馈对将来掌握技能具有实质性的积极影响。

提升操作表现反馈

培训课程结束后给予反馈是一种行之有效的教学方法，可以显著提高学习成效。以下情况的反馈最为有效：
（1）客观且基于可观察的行为；
（2）在恰当的时间和地点给予；
（3）为学员所期待的；
（4）以非判断的方式给予，且基于第一手资料；
（5）限制数量，且仅限于可补救的行为；
（6）是培训师和学员之间的双向过程；
（7）可被学员所证实的；
（8）具体而非笼统；

（9）与具体的改进建议有关。

提供反馈有许多模型，但没有哪一种具有明显的优势[11-12]。反馈的一个经典模型是由Pendlrton提出的结构化方法，建议采取以下步骤[13]：

（1）学员首先进行操作；

（2）只允许就阐明事实的要点提问；

（3）然后，学员说出他们认为做得好的方面；

（4）接着，培训师说出他们认为做得好的方面；

（5）随后，学员说出做得不好且可以加以改进的方面；

（6）接下来，培训师通过一种有益的和建设性的方式进行讨论，指出做得不好的方面并提出改进建议。

遗憾的是，这种方法让人觉得矫揉造作，特别是如果一直使用的话。作者采用一种更简化的结构，鼓励以较少的结构化却更加灵活的方式对话和探讨问题。这种方法包括3个关键步骤（ACT）：

（1）A——先对学员提问（Ask the trainee first）：如果学员还没有准备好，可以通过一个开放式提问，要他们谈谈关于培训课程的想法，从而得到反馈。

（2）C——对话（Conversation）：通过学员和培训师的对话，找到学员的兴趣点和培训师希望解决的任何问题。培训师可以将结构化评估工具应用于这个对话。

（3）T——回家作业（Take home message）：在反馈的最后，针对学员有一个明确的"回家"作业，并且在学员和培训师之间形成一个具体的共识，即学员下一次将以不同的方式（他们的学习目标）提高其表现。

学员和培训师之间的对话长度和细节不是一成不变的，具体取决于学员的背景、可用时间、经验和学员的信心以及学员/培训师之间的关系。通过这种方法，通常首先讨论学员希望关注的领域。培训师必须确保任何有助于强化良好操作习惯的措施都包括在内。这种方法被称为提升操作表现反馈，以强调反馈的目的是提高操作的表现。

笔者已经建立了一个可以有效提供内镜技能培训的框架，它适用于所有的实践技能训练，并归纳于图5.4。

有助于高质量技能培训的其他概念

内镜培训中的握镜技巧

尚无证据表明有哪一种握镜和插镜技术独具优势，所以在临床上，各种不同技术均被广泛使用。在一些国家采用的是双人结肠镜，其中一人进镜，另一人控制旋钮。在内镜培训时，建议在同一培训系统内传授一种握镜和插镜技

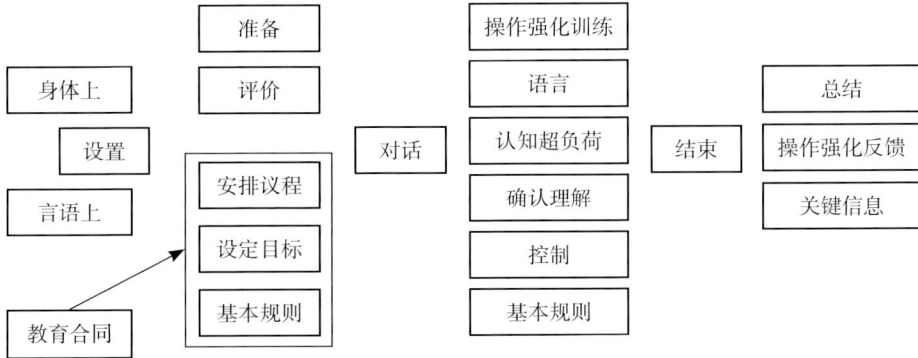

图5.4　实践技能培训框架

巧，以减少混乱，从而加快训练速度。理想的情况下，该技术应符合人体工程学，允许精确控制，并可随时使用器械的全部功能。

最佳的人体工程学是很重要的，因为内镜医生经常长时间工作，疲倦和劳损会影响工作表现。从根本上说，高质量的内镜操作能够随时对器械进行非常精确的控制。这要求内镜医生在整个操作过程中都能够应用（镜子）所有可用和必要的移动。从培训的角度来看，技术应该容易解释，示范应具有一致性。一旦学员经过培训具有适当的能力水平后，他就可以学习不同的握镜和控镜方法。

技能获取和维持

能够使学员在短期内快速提升表现的条件未必能使学员在长期学习中同样获益。尤其是当学员参加亲手操作的内镜课程时，他们接受了集中指导和反馈，常常表现为快速的提高。然而，当集中的指导和反馈无法持续时，这种暂时获得的效果也难以维持。对内镜操作而言，有助于促进长期学习效果的培训条件比那些快速提高短期表现的培训更为重要。

在培训开始后，学员刚开始的时候学习效率很高，随后在实践中，学员持续提高但效率减低[14]。"10年定律"已在诸如音乐、国际象棋、体育运动等各个领域的研究中被证实，各项研究结果均表明，为了获取专业的技能，需要10年全身心的投入（图5.5）[15-17]。

内镜操作数量与能力之间关系的研究表明，内镜操作的学习曲线比普遍认同的更加平缓，以至于当前一些组织和学会建议，达到熟练程度所需的操作数量比最初认定的要高[12,18–21]。

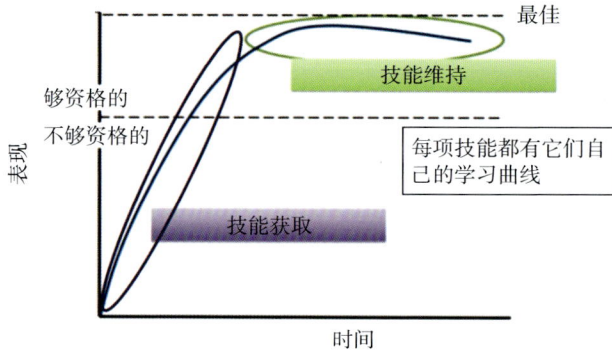

图5.5　操作技能获取与维持

培训中的实践

"集中式"练习是指持续而不休息地练习一项任务。"分散式"练习则要求在高强度练习期间穿插着间断的休息。荟萃分析表明,无论是对于技能的获取还是维持,分散式练习都优于集中式练习。但是,尚不清楚分散式练习的最佳休息间隔。在获取技能的早期阶段,由于学员的注意力负载极好,因此分散式培训的方法可能更为重要。在实践中,这可能意味着学员无需一次性完成培训清单上的所有案例。观摩技术娴熟的内镜医生的操作也有一定价值,这可以对学员将来的操作起到示范作用。

内镜的非技术性技能

学员往往专注于能够"完成"一个操作。当学员能够完成一个完整的操作时,他们经常会有自己独立操作的意愿。在独立操作之前,有必要确认他们了解并能够处理所遇到的任何病理学情况,以及解剖学的或手术造成的解剖变异。此外,学员还应当能够评估黏膜和病变,对涉及的内镜治疗和处理作出决定,并有效地处置,再将情况传达给内镜团队以及其他任何参与患者治疗的医务人员。这些品质和特性被称为内镜的非技术性技能。将技术性和非技术性技能培训完全结合,学员更有可能作出正确的判断,从而使患者获得更好疗效并减少不良事件的发生。

评估能力：使用能力框架来强化培训

诸如结肠镜检查或息肉切除术等技术性技能可以被解构成称之为能力的组件模块或动作。能力框架就好比是给培训师的任务清单和给学员的实践指南。它被用来辅助培训,提醒培训师注意那些需要让学员专注改进的领域。如果运用得当，能力框架也能通过反馈，明确那些需要培训师解决的问题。每一项能力都以描述符为基础。描述符能提高评价和评分的一致性，并减少观察者内部的变异。能力框架应用于培训时，能够形成一个支持培训的评估。当对培训进行审查时，格式化评价可以应用于教学阶段或结尾阶段。在经验背景下，格式化评价的一个关键特点是及时给学员提供反馈，目的是提高学员的技能水平。

在英国，用于内镜的格式化评价框架被称为操作技能的直接观察（Direct Observation of Procedure Skills）或DOPS。针对息肉切除术的特殊DOPS被称为息肉切除技能的直接观察（Direct Observations of Polypectomy，DOPyS）。有培训师曾报道，使用DOPyS去训练息肉切除术，不但能帮助他们自己更好地完成操作，并且指导学员时也变得更容易。

经过反复使用，培训师对能力框架越来越熟悉，不再觉得它在培训中必不可少：培训师自动完成了评价过程（无意识能力）。然而，即使培训师熟悉能力框架，继续使用能力框架既可以进行点的评估，更重要的是还可以对学员的进步和发展进行纵向评估，以使学员能够适应将来的独立操作。培训师与学员首次见面时，对他们早先的评价是有用的参考资源。最后，在独立操作之前，培训师可以利用能力框架来为学员提供总结性评价。

判断学员何时具有独立操作能力是培训师的一项重要职责。胃肠内镜联合顾问小组（JAG）使用DOPS和DOPyS能力评估工具，以及操作表现指标来确定学员准备何时进行最终评估。这个方法的细节在JAG网站（www. thejag.org. uk）上可以找到。最终阶段包括在限定时间内完成四个病例，并使用DOPS进行总结性评价。电子学习档案可以获取整个培训期间的所有相关信息，并管理认证过程（图5.6）。

对于结肠镜检查，JAG目前要求完成两阶段认证才能完全独立操作。第一阶段之后，允许学员独立操作，但在需要帮助时，一个具有独立资质的结肠镜

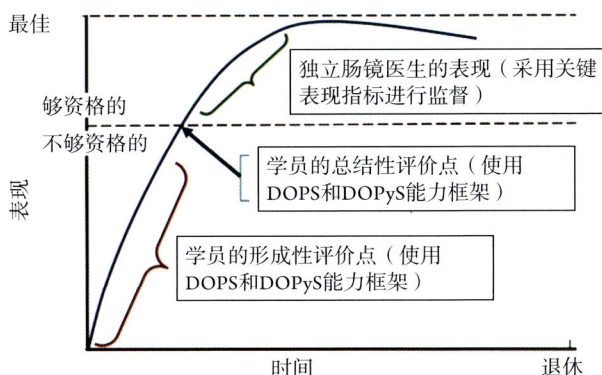

图5.6　培训评价、认证和持续实践的英国模型

第六章　高级结直肠癌腹腔镜手术技能培训

Slawomir Marecik and Roberto Bergamaschi

导言

100多年来，手术技能的教学一直是采用William Halsted所提出的分级负责的学徒制模式来完成的。多年来，这种"看一个，做一个，教一个"的模式已经成功地用于培养开放手术各个领域的一代又一代外科医生[1]。

然而，如今随着腹腔镜手术的出现和高级腹腔镜手术操作的发展，这种行之有效的教学方法已不再是腹腔镜手术培训的理想模式。因此，改变现有的手术培训系统已势在必行[2-3]。

学习腹腔镜基本操作技能

腹腔镜的特点已促使腹腔镜术式成为了许多外科手术的标准治疗方法，这也促使学习和掌握不同的腹腔镜技能变得尤为必要。这些特点包括戳卡设备的支点效应、术者在独立的摄像镜头下进行眼和手的去耦联操作、2D视野下景深的感觉、改良的触觉反馈、不同的术野暴露技术和人体工程学[2,4]。

腹腔镜手术的数量、复杂程度以及其他因素影响技能的学习进程。有限的工作时间也是其中的因素之一。另外，腹腔镜学习过程中学员的动作不会像在开放手术中那样时刻受到培训师把控，因而会出现错误，进而对患者产生危害。因此，外科医生不仅仅需要被动观察来学习这些操作技能，同时要摒弃"只要简单地扶持镜头就可以习得腹腔镜手术操作技能"的观念[5]。甚至有人预测机器人最终可以帮助外科医生操控独立的腹腔镜镜头[6]（图6.1）。

新的医疗管理条例要求减少外科住院医生的工作时长，这也会影响到医生们对腹腔镜新技能的学习。同样值得担心的是，在训练外科住院医生的课程中，基础和高级腹腔镜技能的培训内容不足可能造成训练不到位，因而增加患

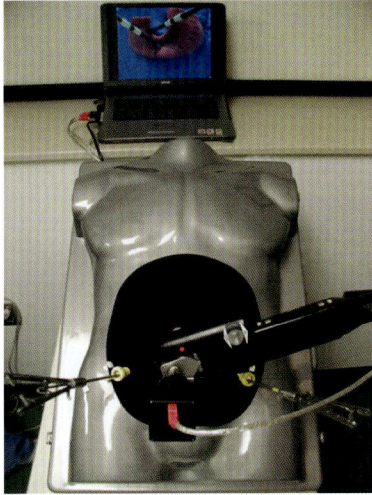

图6.1　机器人臂操控腹腔镜镜头的模型

者发生术中误损伤的风险。

技术实验室和视频分析用于腹腔镜培训

手术室外的训练提供了结构化和系统化的教学机会，并减少学员应激紧张的心理压力。因为手术室是一个紧张的环境，充斥着许多干扰因素，如时间限制、设备障碍和人际关系处理等[7-8]，手术中需要学员运用到精细控制、复杂的认知能力和应激调整，从而增强手术操作效果[9]。

训练模型的有效性主要体现在初学者水平上[10]。根据Fitts和Posner的说法，最初两个阶段腹腔镜技能的学习完全可以在模拟实验室中完成。这两个阶段分别是认知阶段（操作的理性认知）和整合阶段（转换为合适的操作行为），完成两个阶段均需要实践和反馈。以上两个阶段完成后可以使外科医生继续进入第三个阶段：自主阶段，即手术室中不需要刻意的认知意识，即可精通手术，流畅地完成操作[11-12]。

时至今日，已有多种模拟系统可以用于腹腔镜操作的培训和学习，尽管尚没有公认模型证明这种熟练度训练可以转化成腹腔镜手术操作技能的提高[2]。正如Aggarwal等学者指出，对于腹腔镜技能的学习，使用哪种模拟机器都可以，关键在于如何设计经实验验证的技能学习课程[13]。学员可以依据特定模拟系统的标准评估自己的表现，然后通过不断地努力来缩短与操作标准之间的差距（内部反馈）。而专家评审的应用同样重要，这为学员提供了外部反馈，以评估手术表现的有效性和质量（图6.2）。手术有效性的评估指标有多种，包括目的性和非目的性的动作、力道和旋转角度、手术时长等。手术完成的质量评估可应用成品分析，评价指标包括精准度、操作失误、组织损伤（如吻合口透水与否）和病理结果（如全直肠系膜切除）。

外部反馈在技能学习过程中尤为重要[2,14-15]。需要特别指出的是，训练任务完成后具有归纳性的专家反馈比任务进行中的反馈意见，能更好地提高学习效果[16]。有报道称，训练的程序有效性和表现质量分析无关[17]。这意味着练习中一系列的操作模式可以获得相近的手术质量。有趣的是，手术质量不会受外科医生疲劳程度的影响[17]。然而，这只是在VR模拟设备上得出的调查结果，诸如全直肠系膜切除这样的复杂手术和手术表现质量之间的联系尚无结论。结果质量分析也可用于技能评估，尽管它的可信度不高[2]。

分解刻意训练是腹腔镜操作学习中整合阶段的一个模块。与长时间的单阶段学习相比，分阶段学习可以更有效地掌握腹腔镜手术操作技能，因为分阶段学习的间期有助于新技能知识的巩固[18]。

为了使模拟训练获得成功，必须重新设计面向所有学员的手术室外培训课程，包括基础和高级腹腔镜技能的课程。模拟的学习环境应当是可控的，并且对应不同的难度水平。模拟课程可呈现为分阶段形式，而不是手术室中随机性较强的操作训练[8]（图6.3）。在前人探究好的手术技能的基础上，通过分阶段训练模式来学习复杂的手术。学习高级腹腔镜技能也应该以掌握基础技能为前提。每一个复杂的手术都可以分解为多个简单的操作，而这些简单的操作是完成大部分复杂手术的基础[19]。Rosser等建立了腹腔镜手术的第一个教学模块，包含三个基础操作部分：双手操作技能、协调处理操作组织、操作缝针[20]。

升级后的训练程序摒弃了简化的猪活体腹腔镜练习项目，而且发展出具有临床意义的练习模型，包括血管阻断、病灶切除，阑尾炎切除术、网格修

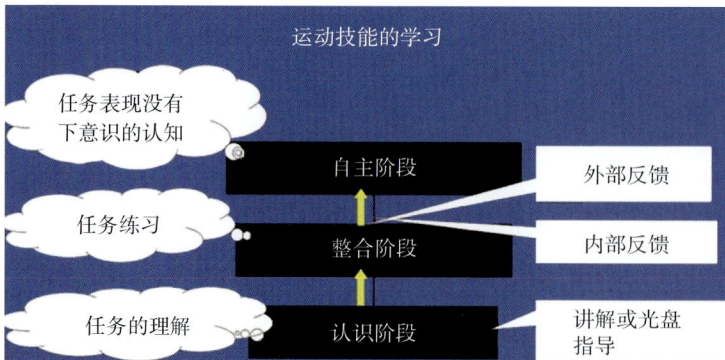

图6.2　腹腔镜操控技能学习的过程

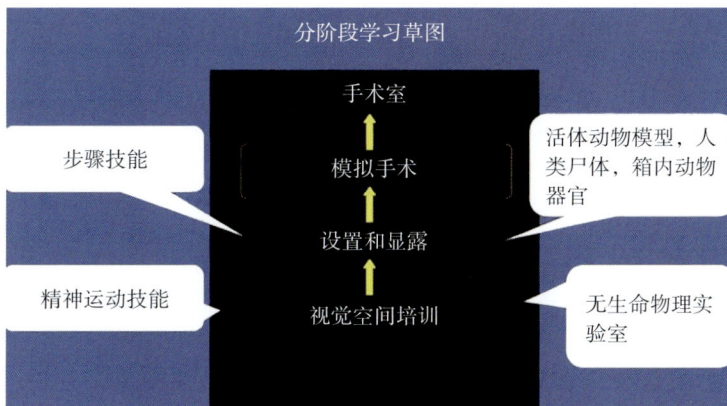

图6.3　复杂手术技能的分阶段学习途径

补、穿孔关闭以及手工吻合[21]（图6.4）。基础操作分析和执行是复杂手术操作分阶段学习模型的第一步。第二步则是频繁的操作，同时不断下意识地温习第一步。第二步被称为视觉空间训练，这一步着重于三维解剖结构和手术步骤的认识，并且强调复杂的解剖结构和术中动态的解剖图像的差异。在习得这

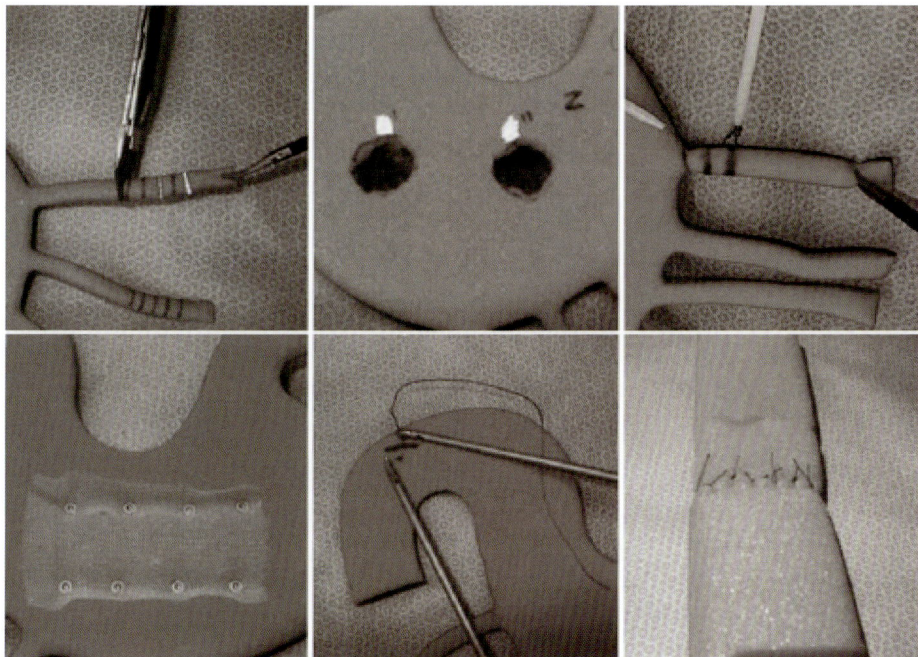

图6.4　临床应用的练习模型

些技能的基础上，学员可以进入第三步，即腹腔镜设备的设置和手术野的显露（图6.3）。有趣的是，这一步往往被初学者忽略，却被专家推崇。事实上，掌握设置腹腔镜设备和合理显露术野，可以确保外科医生避免腹腔镜手术过程中因违背人体工程学和不充分显露而增加操作难度。合理设置腹腔镜设备可使手术后续步骤变得容易[8]。分阶段模型的最后一步是步骤模块。理想情况下，学员可以在模拟环境中练习并掌握所有步骤。另外，前三步可以应用低保真度模拟设备完成，第四步则用高保真度的无生命物理模型、虚拟现实设备或者尸体进行练习，并应在模拟环境下反复操作，直到熟练掌握该技术。

Jones认为这两种不同方法学习的技能效率是不同的[22]。此外，由于外科手术训练最终要应用于临床，因此，有临床经验的医生对学员的指导很重要。事实上，技术熟练只是手术的一部分，而模拟训练可以让学员更多地关注临床实践中的其他方面。例如：获得更好的操作技术，并由此学习更复杂的手术，或如何处理并发症[8,23]。对于新手，这种无生命物理模型包括盒式训练器和台式模型，是安全、便携、可重复和容易接受的训练平台。这些设备为实践基本技能提供低保真环境，但无法模拟整个手术[21]。有些设备还提供真实的触觉反馈，帮助学员掌握开展复杂腹腔镜手术所需的技能[24]。美国外科医师学会和美国胃肠内镜外科医师协会建议：将基于网络的学习指南和使用无生命物理模型纳入FLS（腹腔镜手术基础）课程[25-26]。无生命物理模型的主要优点之一是：能实现手、眼和插入式摄像机的动态耦合。这是重要的手术技能，然而这一点仅通过虚拟现实模拟器无法实现[27]。Sroka等发现在外科住院医生课程中加入FLS模拟器培训能提高住院医生在手术时的操作水平[28]。虚拟现实（VR）模拟器，由于其触发信号到达反应芯片的时间短，所以能提供有关误差率、精度和准确性的即时反馈和指标[29]，识别错误和随后的错误管理对手术安全至关重要[30]。Grantcharov等通过使用MIST-VR模拟器培训，使腹腔镜胆囊切除术操作更简洁有效，操作失误减少[31]（图6.5）。这一优点也得到了其他学员的证实[32]。

尽管培训的获益高于成本，但是高昂的费用仍是高性能VR模拟器的短板之一。然而，缺乏模拟器手术训练与更高的医疗花费显著相关。1997年，Bridges和Diamond调查了美国手术室训练普通外科住院医生的费用，发现该费用高达5 300万美元[33]。相反，Aggarwal等计算出对于腹腔镜胆囊切除术而言，一个适度昂贵的VR模拟器的训练效率为2.28。这说明在VR模拟器上1 h的训练就相当于2.28 h的手术操作，而且经VR模拟器训练的医生达到手术熟练所花费的时间缩减了2.3 h[34]，明显降低了手术室中训练的消耗。

最近，医生们开始使用具有合成解剖托盘和VR指标的混合ProMIS模拟器来重现高保真手术操作环境（图6.6）。该平台不仅可以精确计算时间，还能记录仪器路径长度和运动平滑度的数据用于后续分析[35]。有研究比较了ProMIS

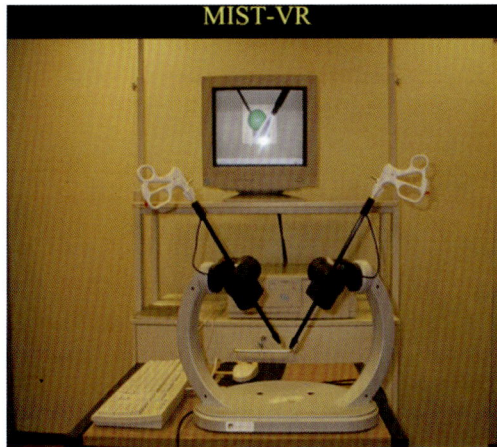

图6.5　Mist-VR（虚拟现实）模拟器

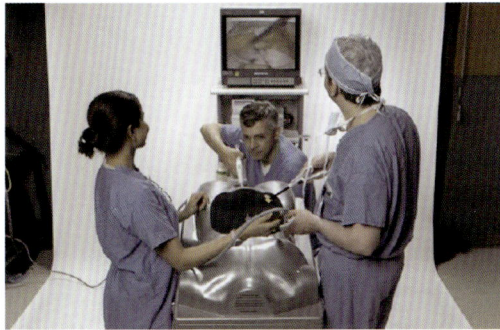

图6.6　具有合成解剖托盘和VR指标的混合
ProMIS模拟器

模拟器与腹腔镜尸体模型训练左半结肠切除术，发现使用模拟器在培养技能方面更有优势。两种模型总体上都存在器械回缩时误伤导致肠穿孔的情况[36]。Essani等发现腹腔镜辅助乙状结肠切除术模拟训练改善了外科住院医生的反应能力，显著缩短手术时间，并降低吻合口瘘的发生率[37]（图6.7~图6.9）。然而，另一份报告发现，模拟器产生的指标（路径长度、移动平滑度）和实际测量（精度误差、结点滑移、瘘或组织损伤）之间没有相关性[38]（图6.10）。

这一模型还能让学员在实践时感受活体组织的质地，并能进行止血操作。除了伦理学方面的考虑之外，这种模式的主要缺点是解剖学上与人体存在差异，而且需要辅助的技术支持。

其他模型包括更真实的人类尸体模型。1994年，Milsom等进行了尸体腹腔

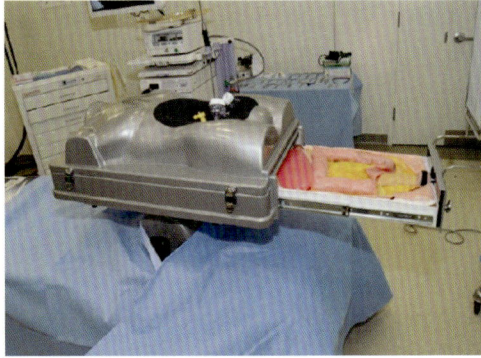

图6.7 ProMIS模拟器的合成解剖盘

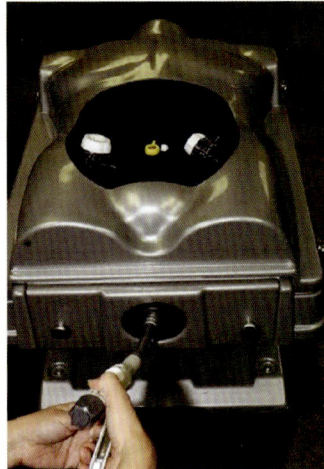

图6.8 PROMIS模拟器中使用
管型吻合器

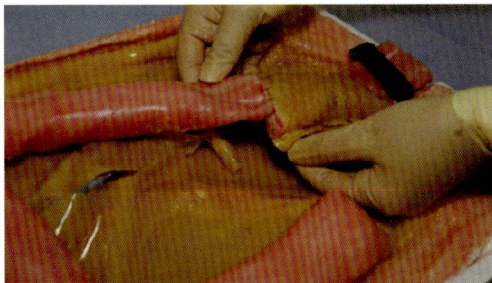

图6.9 吻合器效果图（ProMIS模拟器）

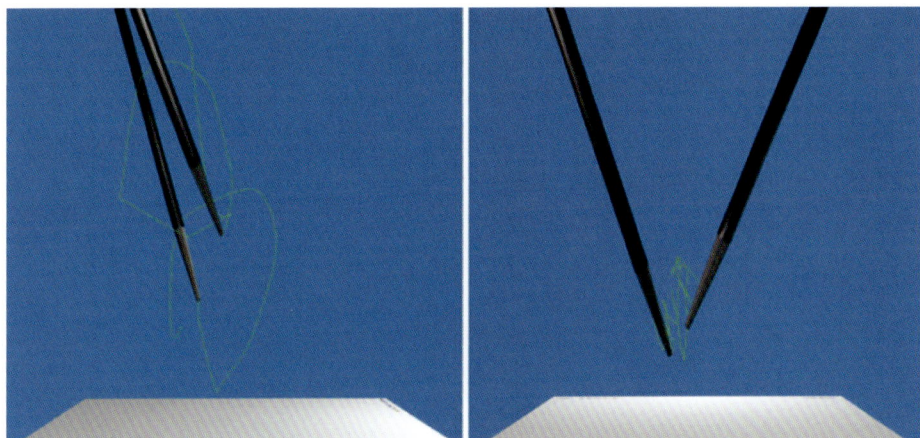

图6.10　模拟器记录器械的运动轨迹

镜直肠和乙状结肠切除术的第一次可行性研究，设计了肿瘤切除术的标准化技术流程[39]。研究发现尸体实验室的参与者对所用材料的教学价值和可靠性非常满意[40-41]。尸体模型的主要优点是与手术对象具有组织上的一致性，而且保留了解剖平面，这对学习过程来说非常重要[42]。Le Blanc等比较人类尸体和增强现实模拟器，发现通过尸体模型培训腹腔镜辅助乙状结肠切除术难度更大，但是使用尸体模型获得的认可度更高[36]。在腹腔镜结肠切除术训练中，人体尸体优于高端虚拟现实模拟器[43]。最近的研究表明：在尸体模型中放置结肠狭窄支架的结肠镜操作训练具有内容效度、结构效度和同时效度[44]。尸体模型遇到的主要困难包括：不易获得、高成本、伦理关切、需要专门设施和维护人员，以及无法进行止血操作训练。

虽然腹腔镜手术常被称为视频手术，但视频分析却是最不被重视的训练方法之一。事实上，目前手术室普遍使用录像设备。通过视频分析，学员有机会单独或与培训师共同审查手术视频材料，以提出必要的批评和建议。此外，在独立实践中，存储的手术视频材料可作为参考资料供将来使用，特别是对于一些罕见的病例来说。

手术视频资料也可用于学员的技能等级评估。理想情况下，应在术后几日内完成手术视频的回顾和审查（术后1~2天最佳），这样学员和培训师仍能记得术中的详细情况，有利于开展手术细节的评价。

2008年，Sturm等进行了一项随机和非随机数据的系统分析。针对腹腔镜模拟中获得的操作技能能否转化为手术技能的问题，并未能得出结论[45]。然而，最近，Sroka等证明从FLS（腹腔镜手术基础）课程获得的技术改善了学员在腹腔镜胆囊切除术中的操作[28]。同样，Zendejas等开展的系统分析认为：基于模拟的腹腔镜手术培训组与对照组相比，获益显著；与非模拟的腹腔镜手术培训组（比如：手术视频培训）相比，有中等程度获益[46]。尽管有许多无生命的模拟器和VR模拟器的研究，但只有一项表明模拟腹腔镜手术能直接改善结直肠外科医生的手术水平。Palter和Grantcharov研究提示，综合训练课程应当包括：虚拟现实模拟器、认知训练和尸体模型实验室培训。该课程培训的住院医生在右半结肠切除术中的操作优于接受传统培训的住院医生[47]。目前关于单孔腹腔镜手术（SILS）或经自然腔道内镜手术（NOTES）的教学研究较少。唯一获得的报道是Buscaglia等进行的研究。该研究表明：采用ProMIS模拟器进行乙状结肠切除术培训后，外科内镜医生的手术操作时间可以比未经训练者的时间减少42%[48]（图6.11~图6.14）。

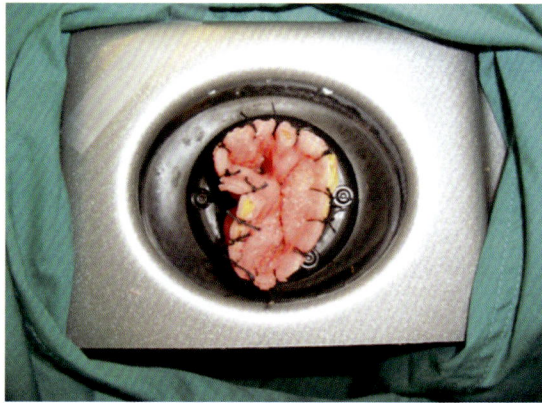

图6.11　ProMIS模拟器模拟经自然腔道内镜手术（NOTES）

（1）内镜下气囊内脏切除术准备
（2）内镜下切开和后腹膜腔解剖
（3）内镜下左输尿管鉴别，肠系膜下动静脉解剖分离
（4）经肛门插入第二结肠镜
（5）内镜下游离结肠脾区
（6）内镜下游离左半结肠和直肠
（7）内镜下肠管切断，直肠外翻后肿瘤切除
（8）结直肠手工吻合

图6.12　在ProMIS模拟器上进行乙状结肠切除术的手术步骤

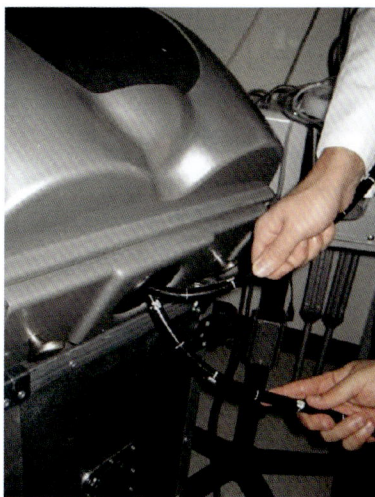

图6.13　在ProMIS模拟器上使用两根
可弯曲器械实施乙状结肠NOTES手术

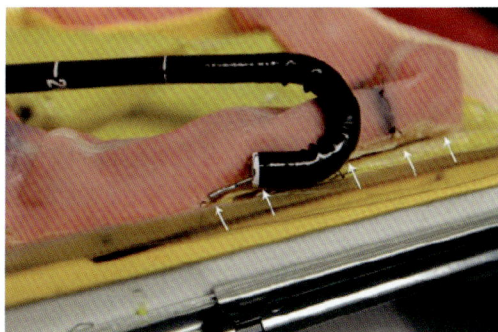

图6.14　在ProMIS模拟器上使用两根可弯曲器械
实施乙状结肠NOTES手术

腹腔镜结直肠手术实施

腹腔镜结直肠手术普及率虽然各不相同，但腹腔镜在结直肠手术中的应用总体呈现缓慢增加的态势。2009年美国50%的结肠手术是在腹腔镜下进行[49]，而在一年前的一项研究中报道，2008年这一数据为31.4%[50]。同样，在英国2013年有超过40%（据Hospital Episode Statistics统计）的结肠手术是在腹腔镜下进行的，而2006年这一比例仅为5%。

众多因素影响着腹腔镜结直肠手术的推广和普及。由于担心操作孔肿瘤复发的问题，在腹腔镜的早期应用阶段肿瘤安全性问题是争论的焦点[51]。随后通过适当的切口保护，组织处理和适当的肿瘤切除术等措施解决了此问题。其他阻碍腹腔镜结直肠手术推广的因素包括需要多象限切除、高级的腹腔镜技术（体内血管控制，大范围切除，肠管离断和吻合）、难以缩回和暴露、手术时间延长和腹腔镜设备昂贵。

腹腔镜直肠手术的推广甚至比结肠手术更慢。这主要是由于肿瘤位置的关系，容易受骨盆限制，缩回困难且不稳定，视野差，从人体工程学角度来说不利于外科医生操作。英国、加拿大2009年腹腔镜全直肠系膜切除（TME）率分别为12%和19.6%，澳大利亚2008年为26%[52-53]。

因材施教

在选择腹腔镜结直肠手术培训的潜在人群时，应将候选人分为三组。第一组是具有基础腹腔镜技术，同时为了能实施结肠手术，正在学习结直肠相关知识和高级腹腔镜技术的普通外科住院医生。第二组人员包括正接受普通外科培训和正接受结直肠外科和微创外科训练的研究生，该组人员有良好的腹腔镜基础，同时具备足够的结直肠知识但缺乏腹腔镜操作经验。最后一组是从未接受过腹腔镜手术训练的外科医生，但其在开放性结直肠手术中具有充足的经验。

将学员进行分类是至关重要的，这关系到哪种培训模式最适合的学员。由于前面提到的手术培训时间限制，第一组学员很可能只能完成腹腔镜结肠手术的基础训练，除非他们接受了研究生培训，否则他们不太可能精通高级腹腔镜结肠或直肠手术。相反，第二组学员由于接受了研究生培养接受过结直肠外科和微创外科训练，使得他们能训练出高级结肠和直肠手术所需的一整套高级技能。对于第三组，预期他们能获得与第一组相同的技能水平，虽然两者培训方式可能有所不同。

不管是哪组人群，重要的是要意识到每组学员都是由具有不同学习潜力的个体组成的，因此个体学习曲线必不可少。

学习曲线，熟练程度和能力

腹腔镜在结直肠手术推广缓慢的主要原因之一应归咎于"陡峭的学习曲线"。然而这种学习过程的描述是不准确的，原因有二：首先，"学习曲线"应该用"效率—增益曲线"来代替，它更准确地描述了提高技术和非技术能力水平的过程，而不是简单地用"学习"这种表示纯认知过程的词[54]；其次，术语中"陡峭"表述不当，因为它暗示在这段时间内能快速获得技能，而这与实践过程恰恰相反。因此"长程效益—增益曲线"才能更准确地表述腹腔镜结直肠手术推广缓慢。

已经有许多指标用于描述腹腔镜结直肠手术的学习（效率—增益）曲线。最常用的指标包括手术时间、中转率、并发症发生率，以及再入院率[55-57]。然而，不同医院和不同外科医生间的不通用性限制了这些个体指标的使用[58]。最近Miskovic等发表多指标的系统评价和多中心分析指出，使用CUSUM风险调整方法评估，腹腔镜结直肠手术学习曲线的拐点出现在88~152例之间[59]。该结果既不同于Tekkis等发现的60例，同时与Simons等认为的11~15例形成鲜明对比。从1995年起，这种差异可由腹腔镜手术日益增加的复杂性和腹腔镜手术不断应用于更具挑战性的临床情况来解释[57,60]。最近，Mackenzie等考虑到指导性培训对效率—增益曲线的影响后发现，需要操作40例，才可以使参与培训者在腹腔镜结肠手术中达到预期目的[61]。

学习过程监测和评估

每个培训计划的目的是培养在保证安全前提下能独立胜任手术的人员。是否具备这个能力很难进行前瞻性地预测。实际上，回顾性临床结果分析曾经是最终的评估方法，包括死亡率和发病率数据，但这往往是滞后的。重要的是要认识到，能否胜任手术是多因素的，这取决于手术技能、认知因素、人格特质和决策[62]。

在培训期间应密切监测效率—增益。迄今为止，有多种工具被用于监测，包括OSATS（Objective Structured Assessment of Technical Skills）。然而由于天花板效应和学习曲线评估的限制，这种工具在评估高级腹腔镜手术（如结肠手术）的价值有限[63]。另一方面，研究发现GAS（Global Assessment Score）工具能有效地评估和监控效率—增益。该工具能格式化地评估腹腔镜结直肠手术的通用步骤，能在手术期间鉴别出对术者来说可能的更难以掌握的区域，从而多加练习[64]。CAT（the Competency Assessment Test）是另一个旨在总结评估技术能力的工具。CAT按照Delphi方法设计，用于评估操作过程（包括仪器使用，组织处理）以及过程的最终产物。并且，它已得到了可用于检查学习成果的认证[65]。

维持腔镜手术能力是至关重要的，然而在个人保留已学技能方面几乎没有相关研究。事实上，虽然拥有更多病例数量的机构显示出效果的改善，但有人认为，外科医生个人在有意识练习上花费的时间最终决定了其专业水平[66-67]。也有其他人认为跟踪结果可能是评估能力的唯一可靠方法[68]。

操作的安全和准确性也可以用OCHRA（the observational clinical human reliability analysis）体系来评估。这种在其他腹腔镜手术中得到验证的概念是基于视频，分析在手术操作期间发生的错误，同时要注意识别潜在的行为修正因子[69]。

标准训练模式

普通外科学员

在欧洲和美国，普通外科手术训练体系是以轮岗制度为基础的分级责任模式。实习医生在指定的科室（例如结肠直肠或普通外科）轮转，接受有资质培训师的培训（即为学徒模式）。一般情况下，在普通外科5年住院培训计划的第4年，手术人员在2个月的轮转期间接受腹腔镜结肠直肠手术训练。在一个集中的时间段内，实习医生将参加15~30个腹腔镜结肠切除术。但是，对于选择了亚专业认证者，将接受额外1年的腹腔镜结肠直肠手术培训。

实习医生将在短时间内进行腹腔镜结肠直肠手术基础训练和安全培训，然而在此期间不可能完全实现上述目标。因此，难度较高的操作如体内吻合或腹腔镜全直肠系膜切除术不是这个学习阶段的培训目标。

高级腹腔镜专科和研究生培训

目前，高级腹腔镜结肠直肠手术的专科培训或微创结直肠手术是高级腹腔镜结肠直肠手术最有效和最全面的培训模式。这些专科培训通常需要1年或2年，而培训计划以学徒制的形式进行。拥有良好的熟练曲线，并达到规定的培训时间后，专科培训医生可以从事各种外科手术，包括体内吻合和TME。对于大多数实习医生而言，专科培训是常规或专业培训的延续。但一些实习医生由于执业和收入的潜在影响，难以完成专科培训。然而，Schlachta等发现在拥有一年专科培训经历的实习医生的腹腔镜手术中转开腹率与有经验的外科医生相当[70]。

研究生课程和短期课程

腹腔镜结肠直肠手术的研究生课程或短期课程一般在2~7天内进行集中授课，这些课程通常在周末举行，将讲座、示范和实践课程相结合。但学员需要掌握基本的腹腔镜技能才能参与。该课程通常利用尸体和动物向学员介绍程序规则和相关仪器。大部分短期课程的重点是腹腔镜结肠切除术，腹腔镜直肠切除术的课程很少，后者只有精通腹腔镜结肠切除术的学员才能参与。研究发现，短期课程有助于学员在将来掌握相关的操作程序[71]。此外，研究还发现按GAS量表衡量，学员对相关操作的完成度存在被高估的可能，这也是有关培训不足的表现之一[72-73]。

老师带教

这种培训模式将由专家对经验不足的外科医生进行一对一监督和辅导，

专家扮演老师的角色，缺乏经验的外科医生在经验丰富的专家辅导（课堂内培训）下接受训练[74]。时间长短可以从几周到几月不等，具体时长取决于学员的水平，这是一个非常实用的培训方法。有时候，实习生在带教老师的单位接受一段时间的培训（课堂外培训）。这种方法可以使得学员在带教老师的监督下见识到更多的手术操作，然而该培训方法在获得医院/国家授权时可能会遇到困难。另外，陌生的手术室、不同的患者人群和语言障碍也可能给培训造成阻碍。如果出现了这些情况，相关培训需要带教老师进行干预，并直接反馈意见至培训部门，同时可以提出建设性意见。另外，带教老师对复杂操作需要亲力亲为[75]。

监督和反馈

Gagne研究发现，手术技能学习的一个重要途径是：学员应尽可能地在训练结束后进行总结和反馈[76]。这种反馈和评价需要密切的指导和监督，两者都会影响学员的表现。事实上，随机对照研究发现，学员在接受术中指导时，能够有效降低腹腔镜缝合失误率[5]。另外，在一项纳入6 064例患者的荟萃分析中，Miskovic等发现，学员在术中接受指导后，所参与的手术中患者发生并发症、中转开腹率和死亡率等与腹腔镜结肠、直肠外科专家参与的手术相似，这在患者安全至上的前提下至关重要。在同一研究中，作者比较了没有接受术中指导和和接受术中指导学员的结果，发现有经验的带教老师可以进一步帮助学员进行术中决策和更好地理解解剖结构[62]。用于培训目标的病例选择也需要把关，腹腔镜乙状结肠切除术是最简单的[77]。类似地，针对培训的患者选择，男性、既往腹部手术史、肥胖、高ASA评分和结肠直肠瘘与中转开腹率相关[62]。

高度结构化的培训计划

Reznick和MacRae观察到，单独的数据指标并不能衡量从业人员的技能水平，具有针对性的实践是掌握和精通相关技能的关键[10]。在临床机构里，这种实践最好是结构化的，并在监督下完成。许多国家针对高级腹腔镜手术的培训引入了或多或少的结构化课程。其中一个典型案例是2007年开始的腹腔镜结肠手术国家培训计划（NTP，Lapco），它是由英国卫生部资助的，可以为未接受过腹腔镜结直肠手术培训的学员提供培训。这是一个高度透明、综合性、结构化的培训计划，侧重于手术室的实践培训，学员（实习生）由经验丰富的腹腔镜结直肠专家密切监督和指导。NTP项目还包括实验室、快速康复和团队合作课程，以及带教老师培训课程[78]。该结构包括受训者选拔、尸体和动物相关课程、培训中心和实习医院合作、签发结业证书和审核流程。实习生和培训人员都有义务完成GAS，两者均以电子方式提交给培训计划中心。该计划的结果在20~30年后公布。在项目结束时，学员需要提供两个未编辑的手术视频，经专家评估后才能拿到结业证书。Mackenzie等观察到这种受监督的专科培训是安全的，因为与自学的外科医生相比，它缩短了学习曲线[61]，可以提供训练机会但不会影响患者的安全。

实践培训注意事项

腹腔镜结直肠手术培训中使用的是一套独一无二的教学技能，不仅在不同的外科中心会有不同，而且在不同的教学计划中也是不同的。虽然如此，但是在腹腔镜技能的模拟培训阶段，即在动物或尸体训练阶段，教学技术需要一定程度的标准化，如同国家培训计划（Lapco）一样，教学框架也应该标准化。

打算在讲授新型腹腔镜结直肠手术之前，培训师应该介绍以下基本原则：

（1）培训目标是培养一名合格的结直肠外科医生，能够熟练地实施腹腔镜手术，但在必要时也可以进行开放手术。

（2）学员具有基本的腹腔镜基础技能，包括基础的腹腔镜手术。

（3）学员已经掌握了技术细节，并了解在程序的每个特定阶段可以完成的工作。

（4）学员需要提前被告知并理解所有必要的安全措施。

（5）学员需要意识到如何选择适当的患者以及如何进行术前准备。

（6）学员要做到能够充分地显露腹腔镜手术下的视野。

（7）学员已被指导并了解如何进行大小视野的转换（见下文）。

（8）学员知道每个程序所对应的详细的步骤和方法。

（9）学员应该进行详细的腹腔镜术后视频分析。

（10）对于每个程序，学员应该知道不同的方法。

这些原则的进一步阐述、如何构建训练协议以及解决方案均如下所述。

术者如何安全有效地进行腹腔镜结直肠手术

腹腔镜检查是有利于治疗的手段，但前提是用于合适的病情及合适的患者。应该强调的是，在腹腔镜手术太困难的情况下，选择进行开放手术是外科医生成熟的标志，而非失败的标志[79]。

基本腹腔镜技能

每位学员开始腹腔镜结直肠手术训练前，应具备基本的基础腹腔镜技能。这些通常可以在模拟实验室获得，或通过执行腹腔镜胆囊切除术和腹腔镜阑尾切除术等获得。另外，从腹腔镜疝修补或腹腔镜粘连松解术学到的经验将有益于学员获得不同的腹腔视野。这些程序还使学员能够熟悉视野转换，并快速适应不断变化的解剖环境。这些情况在腹腔镜结直肠手术中很常见，因为小肠无所不在，并且结肠的走行也因人而异。掌握灵活技能的难点在文献中有详细的记载[36,80]，这种技能在腹腔镜结直肠手术中必不可少，并且在改善这种技能的过程中，需要学员口头反馈和带教老师的示范[81]。

了解相关程序

在进行第一例腹腔镜结肠手术前，受训者通常需要适应新环境（硬件、设备、陌生团队以及不同的解剖结构视图）。因此，受训者必须记住角色分配，以及每个阶段应该执行的操作。在大多数情况下，在两名外科医生进行的手术中，可以通过使用三台工作仪器和一台摄像机来实现结肠在腹腔镜下的挪动。这对于培训师、助理和受训者来说，角色分配很好理解。

主刀医生通过操作摄像头提供手术视野（被动角色）非常常见。因此，受训者的角色是进行解剖（主动角色），包括钝性或锐性分离，或帮助进行手术视野的缩放。由于这个理念与开放式手术教学非常相似，所以，实习生在主刀医生的监督和指导下，已经执行了腹腔镜手术。这是一个非常重要的理念，如果受训者未能完成相关操作，带教老师需要鼓励受训者作为助手积极参与，帮助受训者在执行腹腔镜结肠手术时建立自信。

左半和右半结肠切除均包括上腹和下腹部两层解剖。在每个步骤开始前，学员应熟悉手术中双手、器械和相关任务分配，并时刻提醒这些角色分配。同样重要的是，受训者需要拥有足够的手术技能。

腹腔镜结肠切除可以通过几个方法来实现，受训者应该学会每个相关的方法、技能和知识点。这包括腹腔镜技术能否安全使用的适应证，同时要识别相关禁忌证。受训者还应了解手术各区域结肠的长短，以及何时改变手术区域。体外阶段通常与腹腔镜手术一样重要，尽管它只占整个手术过程的一小部分。

在基本的腹腔镜结直肠手术训练中，不可能教初学者如何进行腔镜下全结肠切除术的所有步骤。在体外阶段，一些步骤可以更安全和迅速地完成，例如血管或肠管的处理。定义这些步骤取决于患者的身体情况、病例的复杂性和外科医生的经验。在基本训练过程中，在完成计划和随后试图独立完成这些操作时学员往往只有20~30例的经验。在培训中，教受训者明白哪些操作在体外进行更安全有效同样重要。训练后阶段，达到同样的训练量是更有效的，并可以进入直肠切除的练习。

必要的安全措施

受训者应该了解所有必要的安全措施，这包括在手术台上患者应该采取什么样的合适的体位，防止手术台翻倒，调整适度的倾斜程度，确保关节和骨性突起部位有足够的铺垫物（预防压疮及周围神经病变），保证采用安全的进腹方式以建立气腹，确保患者在倾斜位置时器械不会损伤到患者（器械应朝向腹前壁防止小肠损伤）。

在解剖过程中的安全性也应特别注意。如果使用单极电钩，应该逐层分离，仅处理可视化的组织。如果使用双极、射频或超声刀等设备，应特别谨慎并适当地曝露组织以避免损伤肠管、输尿管、神经或血管结构（结肠旁动脉）。如果不慎损伤肠管，通常是浆膜层损伤，受训者应该知道如何应用腔镜下一层或两层缝合技术简单修复肠管损伤。最后，应特别注意对血管的处理，特别是在结扎主要肠系膜血管时。训练过程中，所有受训人员都必须熟悉并适应所有能量设备。如果第一个止血设备发生故障，应立即实施补救计划，通过反复尝试使用该装置，应用压迫的方法、夹住或套扎血管根部，或应用另一个设备来控制。如果这也失败了，应该迅速转由上级医生指导或开放手术。

在腹腔镜结肠手术的早期训练阶段，培训师通常负责扶镜头，并完全控制手术区域，尽管大部分解剖分离是由受训者完成的。培训师对于在哪里如何进行回缩或分离，应提供持续的言语暗示和充分的指导。有关胚胎学的知识对于识别正确的组织平面往往是必要的。

患者的选择和手术前准备工作

尽管不可能在每一个教学案例中都选择最好的患者，但应该明确哪些患者最适合于腹腔镜结直肠外科手术的教学。前面提到的Miskovic等，研究过这个问题[59]。作者认为，中等身材和身高较高、体重指数保持在20~26之间的患者可能有良好的标准的解剖结构。低BMI患者（<20）和较矮身材的患者，可能由于胚胎层薄，没有足够的脂肪组织可供解剖，从而形成挑战。这可能缺乏正确的组织平面，进而导致肠系膜破损和肠系膜血管出血。此外，小肠系膜很短且个体差异较大，可能会导致牵拉困难或阻挡手术野。同样，BMI较高（>27）的患者可能很难暴露肠系膜根部。小肠阻挡手术野也是一个重要的问题。在处理血管蒂和分离较厚的系膜时可能会出现其他挑战。由于解剖出来的部分结肠较重，加上肠系膜在受牵拉时很脆弱，容易导致肠系膜出血。因此，取出标本时往往需要比平常更大的切口。

在患者作出选择后，完成术前准备工作至关重要。CT扫描可以提供大量的信息，如肿瘤大小等。完善术前检查后，在确认有非常大的肿瘤时，才能确定合适的腹腔镜方法。即便有了CT扫描，手术前还是应该再次复习腹腔的解剖。

手术野的暴露

为了成功地完成这一过程，并提供最佳的学习体验，手术野应该得到最佳的暴露。这通常可以通过手术台的倾斜来完成，使小肠通过重力从视野中消失。外科医生的腹腔镜结直肠癌手术的经验中，在初始阶段的一个普遍问题是手术台不够倾斜，这往往是由于麻醉师的阻止。因此，了解多少倾斜程度是安全的，不会让患者掉下去很重要。值得注意的是，长时间的倾斜会导致周围神经病变[82]。

　　另一个常见的错误是，一个没有经验的学员要想做到适当的暴露是很难的。通过添加一个或两个辅助孔和一个助手，可以很容易地解决这个问题。由于腹腔镜结直肠手术是在腹腔的多个象限进行，所以很容易失去正确的镜头方向[6]。因此，不时地查看整个手术野是有帮助的。这不仅有助于扶镜手，而且有助于学员对手术野的观察，并及时按需调整位置和仪器。培训师还应记住，经验不足的外科医生在牵拉过程中容易损伤组织，尤其是当牵拉器械位于视野之外时[35]。为此，应指示学员在牵拉时不要抓肠管，而应轻轻地按压肠系膜或肠管本身。教授学员如何轻柔地处理肠管，一个有用训练是选择特定的病例进行"赶跑肠管"的操作。

　　暴露手术野后，保持手术野清洁和保持正确的解剖层次十分必要。手术中无血的操作非常重要，特别是在手术演示时，术者需要指出正确的解剖层次。气体分层在这方面有帮助作用，尤其是让气体进入正确的层次时。这种情况通常是在单极切开一个小口的情况下发生。如果确认了一个没有血管走行的平面，后续的分离操作相对简单，如果牵拉得当，可以使用单极。要注意的是，Toldt筋膜的由几层薄的筋膜组成，气体分层可以用于任意两层之间。如果气体分层的层面较深会切断较深层面中包含的小血管，导致出血和层次不清晰。从中间到外侧入路的手术方式更有可能进入Toldt筋膜的较深层面，因此在腹膜后清除术开始时就应该小心认清Toldt筋膜最表浅的一层，并且留在原位。

大牵拉和小牵拉

　　对于初学者，理解大牵拉和小牵拉的概念很重要。大牵拉（Macro-retraction）是指一个大器官的牵拉，例如结肠、膀胱或网膜。一般通过腔镜抓钳完成。这一结构通常被抓起、移动，并且保持在一个使手术区更容易分离的位置。抓钳一般保持在手术视野以外的位置，因此要小心避免损伤被抓持的器官。小牵拉（Micro-retraction）是指在手术区域保持适当的张力有利于更好的分离。分离是在视野下进行，任何器械都能保持张力，初学者必须要能运用任何一只手熟练灵活地提供这两种牵拉。

阶梯式法

　　外科手术培训的阶梯式方法已被纳入许多手术，包括腹腔镜结肠切除术的训练，其中每个过程都被分解成简单的步骤。要求学员在每个过程中执行相同的步骤，直到他们操作熟练，才能进入到下一个步骤。这种方法允许手术操作安全和循序渐进地进行，也能评估初学者和他们的学习曲线。通常，单独的小步骤能组成一个大的步骤，使学习效率高的学员能够快速掌握。每个人的熟练程度应该进行个体化的评价。

视频记录与分析

我们总是会在视频回顾中发现许多手术过程中注意不到的细节。这往往包括适当的镜头位置，如何能让术者定位自己相对于腹部的位置。其他问题包括组织平面的确认（腹膜后清扫），运动是否同步与协调。通常认为，简单的视频分析能使学员更注意保持术野清晰，包括无血的解剖和正确的层次方向。这会使初学者养成良好的习惯，为将来保持术野清晰及按解剖结构进行的手术奠定了基础。

学习多种方法

对于初学者，在腔镜结直肠手术中熟悉多种操作方法是十分重要的。虽然有时候一种方法可以应用于大多数手术病例，但不一定能用于所有的问题。例如，一些外科医生更喜欢由下到上入路进行腔镜右半结肠手术，但如果要处理的是盲肠巨大肿瘤，这种方式可能不够安全。当回结肠系膜周围存在巨大淋巴结时，由中间到两边入路可能不合适。同样的，中间到两边入路手术在肥胖的左半结肠患者中可能不适用，因为这类患者的结肠系膜根部可能无法清晰地显露。所以在肥胖患者的左半结肠手术中，我们可选择从两侧到中间的手术路径，这样能避免中转开腹。初学者熟练了替代方法后，还要通过间断地使用来继续强化练习。

总结

对于结直肠手术，传授高级腹腔镜技术需要采用与传授开放手术不同的方法。开始高级培训之前，掌握基本的腹腔镜技术是必不可少的。腹腔镜结直肠手术的熟练度—增益曲线是漫长的，并可以通过给予学员足够的监督和指导使其缩短。将培训与结构化课程加以整合，能够在不损害患者安全的前提下，获得必要的技能。

参考文献

[1] Halsted WS. The training of the surgeon. Bull Johns Hopkins Hosp. 1904；15：267-276.

[2] Bergamaschi R. Farewell to "see one，do one，teach one"? Editorial Surg Endosc. 2001；15：637.

[3] Figert PL, Park AE, Witzke DB, Schwartz RW. Transfer of training in acquiring laparoscopic skills. J Am Coll Surg. 2001; 193(5): 533-537.

[4] Gallagher AG, Al-Akash M, Seymour NE, Satava RM. An ergonomic analysis of the effects of camera rotation on laparoscopic performance. Surg Endosc. 2009; 23(12): 2684-2691.

[5] Bergamaschi R, Dicko A. Instruction versus passive observation: a randomized educational research study on laparoscopic suture skills. Surg Laparosc Endosc Percutan Tech. 2000; 10(5): 319-322.

[6] Uchal M, Haughn C, Raftopoulos Y, Hussain F, Reed JF, Tjugum J, Bergamaschi R. Robotic camera holder as good as expert camera holder: a randomized crossover trial. Surg Laparosc Endosc Percutan Tech. 2009; 19(3): 272-275.

[7] Arora S, Sevdalis N, Aggarwal R, Sirimanna P, Darzi A, Kneebone R. Stress impairs psycho-motor performance in novice laparoscopic surgeons. Surg Endosc. 2010; 24(10): 2588-2593. Epub 2010 Mar 31.

[8] Haluck RS, Krummel TM. Computers and virtual reality for surgical education in the 21st century. Arch Surg. 2000; 135(7): 786-792.

[9] Schmidt RA. Processing information and making decisions. In: Motor learning and performance. Champain: Human Kinetics Publishing; 1991. p. 26-28.

[10] Reznick RK, MacRae H. Teaching surgical skills-changes in the wind. N Engl J Med. 2006; 355(25): 2664-2669.

[11] Fitts PM, Posner MI. Human performance. Belmont: Brooks/Cole; 1967.

[12] Kaufman HH, Wiegand RL, Tunick RH. Teaching surgeons to operate-principles of psycho-motor skills training. Acta Neurochir(Wien). 1987; 87(1-2): 1-7. Review.

[13] Aggarwal R, Darzi A, Grantcharov TP. A systematic review of skills transfer after surgical simulation training. Ann Surg. 2008; 248(4): 690-691; author reply 691.

[14] Mahmood T, Darzi A. The learning curve for a colonoscopy simulator in the absence of any feedback: no feedback, no learning. Surg Endosc. 2004; 18(8): 1224-1230.

[15] Rogers DA, Regehr G, Howdieshell TR, Yeh KA, Palm E. The impact of external feedback on computer-assisted learning for surgical technical skill training. Am J Surg. 2000; 179(4): 341-343.

[16] Xeroulis GJ, Park J, Moulton CA, Reznick RK, Leblanc V, Dubrowski A. Teaching suturing and knot-tying skills to medical students: a randomized controlled study comparing computer-based video instruction and(concurrent and summary) expert feedback. Surgery. 2007; 141(4): 442-449.

[17] Uchal M, Tjugum J, Martinsen E, Qiu X, Bergamaschi R. The impact of sleep deprivation on product quality and procedure effectiveness in a laparoscopic physical simulator: a randomized controlled trial. Am J Surg. 2005; 189(6): 753-757.

[18] Moulton CA, Dubrowski A, Macrae H, Graham B, Grober E, Reznick R. Teaching surgical skills: what kind of practice makes perfect?: a randomized, controlled trial. Ann Surg. 2006; 244(3): 400-409.

[19] Barnes RW, Lang NP, Whiteside MF. Halstedian technique revisited. Innovations in teaching surgical skills. Ann Surg. 1989; 210(1): 118-121.

[20] Rosser JC, Rosser LE, Savalgi RS. Skill acquisition and assessment for laparoscopic surgery.

Arch Surg. 1997；132(2)：200-204.

[21]　Uchal M，Raftopoulos Y，Tjugum J，Bergamaschi R. Validation of a six-task simulation model in minimally invasive surgery. Surg Endosc. 2005；19(1)：109-116.

[22]　Jones MB，Kennedy RS. Isoperformance curves in applied psychology. Hum Factors. 1996；38(1)：167-182.

[23]　Palter VN. Comprehensive training curricula for minimally invasive surgery. J Grad Med Educ. 2011；3(3)：293-298.

[24]　Fried GM，Feldman LS，Vassiliou MC，Fraser SA，Stanbridge D，Ghitulescu G，Andrew CG. Proving the value of simulation in laparoscopic surgery. Ann Surg. 2004；240(3)：518-525；dis-cussion 525-528.

[25]　Vassiliou MC，Feldman LS，Andrew CG，Bergman S，Leffondré K，Stanbridge D，Fried GM. A global assessment tool for evaluation of intraoperative laparoscopic skills. Am J Surg. 2005；190(1)：107-113.

[26]　Vassiliou MC，Ghitulescu GA，Feldman LS，Stanbridge D，Leffondré K，Sigman HH，Fried GM. The MISTELS program to measure technical skill in laparoscopic surgery：evidence for reliability. Surg Endosc. 2006；20(5)：744-747.

[27]　Jordan JA，Gallagher AG，McGuigan J，McGlade K，McClure N. A comparison between ran-domly alternating imaging，normal laparoscopic imaging，and virtual reality training in lapa-roscopic psychomotor skill acquisition. Am J Surg. 2000；180(3)：208-211.

[28]　Sroka G，Feldman LS，Vassiliou MC，Kaneva PA，Fayez R，Fried GM. Fundamentals of lapa-roscopic surgery simulator training to profi ciency improves laparoscopic performance in the operating room-a randomized controlled trial. Am J Surg. 2010；199(1)：115-120.

[29]　Datta V，Bann S，Aggarwal R，Mandalia M，Hance J，Darzi A. Technical skills examination for general surgical trainees. Br J Surg. 2006；93(9)：1139-1146.

[30]　Satava RM. Identifi cation and reduction of surgical error using simulation. Minim Invasive Ther Allied Technol. 2005；14(4)：257-261.

[31]　Grantcharov TP，Kristiansen VB，Bendix J，Bardram L，Rosenberg J，Funch-Jensen P. Randomized clinical trial of virtual reality simulation for laparoscopic skills training. Br J Surg. 2004；91(2)：146-150.

[32]　Lee JY，Mucksavage P，Kerbl DC，Osann KE，Winfi eld HN，Kahol K，McDougall EM. Laparoscopic warm-up exercises improve performance of senior-level trainees during laparoscopic renal surgery. J Endourol. 2012；26(5)：545-550.

[33]　Bridges M，Diamond DL. The fi nancial impact of teaching surgical residents in the operating room. Am J Surg. 1999；177(1)：28-32.

[34]　Aggarwal R，Ward J，Balasundaram I，Sains P，Athanasiou T，Darzi A. Proving the effective-ness of virtual reality simulation for training in laparoscopic surgery. Ann Surg. 2007；246(5)：771-779.

[35]　Neary PC，Boyle E，Delaney CP，Senagore AJ，Keane FB，Gallagher AG. Construct validation of a novel hybrid virtual-reality simulator for training and assessing laparoscopic colectomy；results from the fi rst course for experienced senior laparoscopic surgeons. Surg Endosc. 2008；22(10)：2301-2309.

[36]　LeBlanc F，Champagne BJ，Augestad KM，Neary PC，Senagore AJ，Ellis CN，Delaney CP，

Colorectal Surgery Training Group. A comparison of human cadaver and augmented reality simulator models for straight laparoscopic colorectal skills acquisition training. J Am Coll Surg. 2010; 211(2): 250-255.

[37] Essani R, Scriven RJ, McLarty AJ, Merriam LT, Ahn H, Bergamaschi R. Simulated laparoscopic sigmoidectomy training: responsiveness of surgery residents. Dis Colon Rectum. 2009; 52(12): 1956-1961.

[38] Cesanek P, Uchal M, Uranues S, Patruno J, Gogal C, Kimmel S, Bergamaschi R. Do hybrid simulator-generated metrics correlate with content-valid outcome measures? Surg Endosc. 2008; 22(10): 2178-2183. Epub 2008 Jul 12.

[39] Milsom JW, Böhm B, Decanini C, Fazio VW. Laparoscopic oncologic proctosigmoidectomy with low colorectal anastomosis in a cadaver model. Surg Endosc. 1994; 8(9): 1117-1123.

[40] Giger U, Frésard I, Häfliger A, Bergmann M, Krähenbühl L. Laparoscopic training on Thiel human cadavers: a model to teach advanced laparoscopic procedures. Surg Endosc. 2008; 22(4): 901-906. Epub 2007 Aug 18.

[41] Ross HM, Simmang CL, Fleshman JW, Marcello PW. Adoption of laparoscopic colectomy: results and implications of ASCRS hands-on course participation. Surg Innov. 2008; 15(3): 179-183.

[42] Pattana-arun J, Udomsawaengsup S, Sahakitrungruang C, Tansatit T, Tantiphlachiva K, Rojanasakul A. The new laparoscopic proctocolectomy training(in soft cadaver). J Med Assoc Thai. 2005; 88 Suppl 4: S65-S69.

[43] Sharma M, Horgan A. Comparison of fresh-frozen cadaver and high-fidelity virtual reality simulator as methods of laparoscopic training. World J Surg. 2012; 36(8): 1732-1737.

[44] Iordache F, Bucobo JC, Devlin D, You K, Bergamaschi R. Simulated training in colonoscopic stenting of colonic strictures: validation of a cadaver model. Colorectal Dis. 2015; 17(7): 627-634. doi: 10.1111/codi.12887.

[45] Sturm LP, Windsor JA, Cosman PH, Cregan P, Hewett PJ, Maddern GJ. A systematic review of skills transfer after surgical simulation training. Ann Surg. 2008; 248(2): 166-179.

[46] Zendejas B, Brydges R, Hamstra SJ, Cook DA. State of the evidence on simulation-based training for laparoscopic surgery: a systematic review. Ann Surg. 2013; 257(4): 586-593.

[47] Palter VN, Grantcharov TP. Development and validation of a comprehensive curriculum to teach an advanced minimally invasive procedure: a randomized controlled trial. Ann Surg. 2012; 256(1): 25-32.

[48] Buscaglia J, Karas J, Palladino N, Fakhoury J, Denoya P, Nagula S, Bucobo JC, Bishawi M, Bergamaschi R. Simulated transanal NOTES sigmoidectomy training improves the responsiveness of surgical endoscopists. Gastrointest Endosc. 2014. pii: S0016-5107(13)02700-4. doi: 10.1016/j.gie.2013.12.017. Epub ahead of print.

[49] Fox J, Gross CP, Longo W, Reddy V. Laparoscopic colectomy for the treatment of cancer has been widely adopted in the United States. Dis Colon Rectum. 2012; 55(5): 501-508.

[50] Bardakcioglu O, Khan A, Aldridge C, Chen J. Growth of laparoscopic colectomy in the United States: analysis of regional and socioeconomic factors over time. Ann Surg. 2013; 258(2): 270-274.

[51] Lucciarini P, Konigsrainer A, Eberl T, Margreiter R. Tumour inoculation during laparoscopic

cholecystectomy. Lancet. 1993; 342(8862): 59.

[52] Simunovic M, Baxter NN, Sutradhar R, Liu N, Cadeddu M, Urbach D. Uptake and patient outcomes of laparoscopic colon and rectal cancer surgery in a publicly funded system and following fi nancial incentives. Ann Surg Oncol. 2013; 20(12): 3740-3746.

[53] Thompson BS, Coory MD, Lumley JW. National trends in the uptake of laparoscopic resection for colorectal cancer, 2000-2008. Med J Aust. 2011; 194(9): 443-447.

[54] Cuschieri A. Nature of human error: implications for surgical practice. Ann Surg. 2006; 244(5): 642-648. Review.

[55] Dinçler S, Koller MT, Steurer J, Bachmann LM, Christen D, Buchmann P. Multidimensional analysis of learning curves in laparoscopic sigmoid resection: eight-year results. Dis Colon Rectum. 2003; 46(10): 1371-1378; discussion 1378-1379.

[56] Bennett CL, Stryker SJ, Ferreira MR, Adams J, Beart Jr RW. The learning curve for laparoscopic colorectal surgery. Preliminary results from a prospective analysis of 1194 laparoscopic-assisted colectomies. Arch Surg. 1997; 132(1): 41-44; discussion 45.

[57] Tekkis PP, Senagore AJ, Delaney CP, Fazio VW. Evaluation of the learning curve in laparoscopic colorectal surgery: comparison of right-sided and left-sided resections. Ann Surg. 2005; 242(1): 83-91.

[58] Cima RR, Hassan I, Poola VP, Larson DW, Dozois EJ, Larson DR, O'Byrne MM, Huebner M. Failure of institutionally derived predictive models of conversion in laparoscopic colorectal surgery to predict conversion outcomes in an independent data set of 998 laparoscopic colorectal procedures. Ann Surg. 2010; 251(4): 652-658.

[59] Miskovic D, Ni M, Wyles SM, Tekkis P, Hanna GB. Learning curve and case selection in lapa-roscopic colorectal surgery: systematic review and international multicenter analysis of 4852 cases. Dis Colon Rectum. 2012; 55(12): 1300-1310.

[60] Simons AJ, Anthone GJ, Ortega AE, Franklin M, Fleshman J, Geis WP, Beart Jr RW. Laparoscopic-assisted colectomy learning curve. Dis Colon Rectum. 1995; 38(6): 600-603.

[61] Mackenzie H, Miskovic D, Ni M, Parvaiz A, Acheson AG, Jenkins JT, Griffi th J, Coleman MG, Hanna GB. Clinical and educational profi ciency gain of supervised laparoscopic colorectal surgical trainees. Surg Endosc. 2013; 27(8): 2704-2711.

[62] Miskovic D, Wyles SM, Ni M, Darzi AW, Hanna GB. Systematic review on mentoring and simulation in laparoscopic colorectal surgery. Ann Surg. 2010; 252(6): 943-951.

[63] Martin JA, Regehr G, Reznick R, MacRae H, Murnaghan J, Hutchison C, Brown M. Objective structured assessment of technical skill(OSATS) for surgical residents. Br J Surg. 1997; 84(2): 273-278.

[64] Miskovic D. Profi ciency gain and competency assessment in laparoscopic colorectal surgery - thesis(PhD). Imperial College London; 2012.

[65] Miskovic D, Ni M, Wyles SM, Kennedy RH, Francis NK, Parvaiz A, Cunningham C, Rockall TA, Gudgeon AM, Coleman MG, Hanna GB, National Training Programme in Laparoscopic Colorectal Surgery in England. Is competency assessment at the specialist level achievable? A study for the national training programme in laparoscopic colorectal surgery in England. Ann Surg. 2013; 257(3): 476-482.

[66] Kuhry E, Bonjer HJ, Haglind E, Hop WC, Veldkamp R, Cuesta MA, Jeekel J, Påhlman

L，Morino M，Lacy A，Delgado S，COLOR Study Group. Impact of hospital case volume on short-term outcome after laparoscopic operation for colonic cancer. Surg Endosc. 2005；19(5)：687-692.

[67] Ericsson KA. The acquisition of expert performance：an introduction to some of the issues. In：Ericsson KA，editor. The road to excellence：the acquisition of expert performance in the arts and sciences，sports and games. Mahwah：Erlbaum Lawrence Associates；1996. p. 1-50.

[68] Hyman N，Borrazzo E，Trevisani G，Osler T，Shackford S. Credentialing for laparoscopic bowel operation：there is no substitute for knowing the outcomes. J Am Coll Surg. 2007；205(4)：576-580. Epub 2007 Aug 23.

[69] Miskovic D，Ni M，Wyles SM，Parvaiz A，Hanna GB. Observational clinical human reliability analysis(OCHRA) for competency assessment in laparoscopic colorectal surgery at the specialist level. Surg Endosc. 2012；26(3)：796-803.

[70] Schlachta CM，Mamazza J，Grégoire R，Burpee SE，Pace KT，Poulin EC. Predicting conversion in laparoscopic colorectal surgery. Fellowship training may be an advantage. Surg Endosc. 2003；17(8)：1288-1291.

[71] Houck J，Kopietz CM，Shah BC，Goede MR，McBride CL，Oleynikov D. Impact of advanced laparoscopy courses on present surgical practice. JSLS. 2013；17(2)：174-177.

[72] Lewis T，Aggarwal R，Sugden C，Darzi A. The adoption of advanced surgical techniques：are surgical masterclasses enough？ Am J Surg. 2012；204(1)：110-114.

[73] Sidhu RS，Vikis E，Cheifetz R，Phang T. Self-assessment during a 2-day laparoscopic colectomy course：can surgeons judge how well they are learning new skills？ Am J Surg. 2006；191(5)：677-681.

[74] Chikkappa MG，Jagger S，Griffi th JP，Ausobsky JR，Steward MA，Davies JB. In-house colorec-tal laparoscopic preceptorship：a model for changing a unit's practice safely and effi ciently. Int J Colorectal Dis. 2009；24(7)：771-776.

[75] Pigazzi A，Anderson C，Mojica-Manosa P，Smith D，Hernandez K，Paz IB，Ellenhorn JD. Impact of a full-time preceptor on the institutional outcome of laparoscopic colectomy. Surg Endosc. 2008；22(3)：635-639.

[76] Gagne RM. The conditions of learning. 4th ed. Orlando：Holt，Rinehart and Winston；1985.

[77] Jamali FR，Soweid AM，Dimassi H，Bailey C，Leroy J，Marescaux J. Evaluating the degree of diffi culty of laparoscopic colorectal surgery. Arch Surg. 2008；143(8)：762-767；discussion 768.

[78] Wyles SM，Miskovic D，Ni Z，Acheson AG，Maxwell-Armstrong C，Longman R，Cecil T，Coleman MG，Horgan AF，Hanna GB. Analysis of laboratory-based laparoscopic colorectal surgery workshops within the English National Training Programme. Surg Endosc. 2011；25(5)：1559-1566.

[79] Schlachta CM，Sorsdahl AK，Lefebvre KL，McCune ML，Jayaraman S. A model for longitu-dinal mentoring and telementoring of laparoscopic colon surgery. Surg Endosc. 2009；23(7)：1634-1638. Epub 2008 Dec 6.

[80] Gumbs AA，Hogle NJ，Fowler DL. Evaluation of resident laparoscopic performance using global operative assessment of laparoscopic skills. J Am Coll Surg. 2007；204(2)：308-313. Epub 2006 Dec 27.

[81] Porte MC, Xeroulis G, Reznick RK, Dubrowski A. Verbal feedback from an expert is more effective than self-accessed feedback about motion effi ciency in learning new surgical skills. Am J Surg. 2007; 193(1): 105-110.

[82] Velchuru VR, Domajnko B, DeSouza A, Marecik S, Prasad LM, Park JJ, Abcarian H. Obesity increases the risk of postoperative peripheral neuropathy after minimally invasive colon and rectal surgery. Dis Colon Rectum. 2014; 57(2): 187-193.

第七章　病态肥胖症腹腔镜手术高级技术教学

Alice Yi-Chien Tsai , Alan Osborne , and Richard Welbourn

前言

肥胖症曾一度被视为一种仅存在于西方社会的流行病。然而在过去20年中，发展中国家的肥胖症和代谢综合症的患病率快速增高[1]。据估计，2008年世界范围内有2.05亿男性和2.97亿女性患有肥胖症，肥胖症因此成为一个全球性的健康问题[2]。普遍认为，成年人身体质量指数（BMI）为25~29.9时为超重，而BMI>30时则为肥胖。在过去25年里，英国肥胖症的患病率增加了两倍。2010年，英国有26%的成年人、17%的男孩和15%的女孩（年龄2~15岁）患有肥胖症[3]。预测报告显示，截至2050年，约有60%的男性、50%的女性和25%的儿童将患有肥胖症[4]。

肥胖给人类带来了巨大负担，诸如疾病、死亡、社会排斥和生活质量低下。肥胖症与2型糖尿病、高血压病、冠心病、高胆固醇血症、哮喘、睡眠窒息症、骨关节炎和不良健康状况都有紧密的联系[5]。由于肥胖症导致疾病的发生和过早死亡，耗费了大量的人力成本，同时给卫生服务和经济带来了严重的财政负担[6]。英国国民医疗服务体系因为治疗超重、肥胖及有关疾病耗费的直接成本已从1998年的4.793亿英镑增长至2007年的42亿英镑，其间接成本，换言之，即因肥胖症对社会造成影响而产生的费用已从26亿英镑增长至158亿英镑[4]。

对于重度肥胖的治疗，已证明减重手术比传统的药物治疗更为有效，包括降低心血管疾病的发病率、预防某些癌症、使2型糖尿病患者获得更好的血糖控制和改善生活质量等[7-8]。瑞典肥胖受试者（SOS）研究通过长期观察显示，手术能带来持久的减肥效果并减少肥胖相关疾病，相比于传统的药物治疗，手术能延长15年以上的寿命[7]。2009年，Picot进行了一项关于评估减重手术的临床疗效和成本效益的文献综述，证实了对于中重度肥胖患者的治疗，外科手术治疗比药物治疗更为有效[9]。

2010年9月，英国卫生经济部门首次发布关于减重手术的经济报告估计，依照《英国卫生质量标准署指南》，约有14万名患者适合进行减重手术治疗，但到2009年10月，接受该手术的患者人数仅为3 607名。该报告进一步显示，即使仅有5%符合条件的患者接受减重手术，则3年内总净收益仍将达到3.82亿英镑[10]。

为了满足对于减重手术日益增长的需求，应该有更多的减肥中心需具备提供标准化减重手术培训的能力。减重手术是一种苛刻、高挑战性的手术疗法，多学科评估对于提供最佳的患者护理也是至关重要的。附加服务包括专业护理人员、营养师、心理学家，以及由外科医生、麻醉医生、重症监护医生和精神科医生组成的医疗团队。本章对常见的减重手术进行了概述，并提出了建立减肥服务中心的建议，以此支持良好的临床护理和手术培训。

减重手术与外科技术

依据《英国卫生质量标准署指南》，外科手术推荐用于BMI $\geqslant$ 40 kg/m^2 或35 kg/m^{2}且患有减肥反应性疾病（weight loss responsive disease）的成年人（表7.1）[11]。当BMI大于50 kg/m^{2}时，减重手术被视为一线治疗方案，而非重复以往失败的干预措施。这类手术最初设计成了限制型手术或吸收不良型手术，目前则用于改变控制患者食欲、饱腹感及血糖的信号转导机制。

胃旁路术

胃旁路术是在英美最常使用的减重手术。胃肠吻合类型最初于19世纪由一位瑞士外科医生César Roux引入。Roux是任教于瑞士洛桑大学的首位外科病理学和妇科教授，在欧洲被公认为外科手术的革新者和教育家。他发表了一些关于胃肠吻合术的文章，该手术在当时大多用于胃出口梗阻的治疗。Y连接于1897年公布，但随后由于吻合口溃疡率和死亡率较高而被外科医生放弃[12]。

表7.1　肥胖症：《英国卫生质量标准署指南》[11]

若符合下列所有标准，外科手术为可选择的治疗方案：
BMI $\geqslant$ 40，或35 $\leqslant$ BMI<40，且患有减肥反应性疾病
通过所有非手术治疗方式6个月以上，均无法达到均无法实现临床上有效的减重
患者在肥胖专科医生服务中曾接受或将接受强化管理
患者适合接受麻醉和手术
患者承诺进行长期随访

1950年，任职于爱荷华大学医院和诊所的Edward Mason医生及同事，观察到由于胃溃疡行胃切除手术后患者的体重下降，从而将Roux术改进成了当前的减肥胃旁路术[13-14]。1994年，Alan Wittgrove医生报告了最早的五例腹腔镜手术入路患者[15]。通过5~6个有人工气腹的小腹部切口实现。开放手术和腹腔镜手术的临床疗效对比研究显示，腹腔镜胃旁路术的整体术后并发症发病率更低、死亡率更低、住院时间更短，医疗成本也更低[16-17]。

　　该手术由以下几个部分组成：①建立一个不超过5~6 cm的、与胃底分开的小胃囊。MacLean等描述了垂直胃囊的操作过程，在28或30Fr探条附近利用吻合器在胃小弯上形成一个胃囊，形成两个双排U型钉，其中形成一个游离组织间隙，以便进行分割。缝合胃囊侧的U型钉线，然后倒置胃侧[18-19]。②进行胃肠道重建，切断空肠（通常距离Treitz韧带15~50 cm），并按照Y构型重新排列。"Roux袢"是指从胃空肠吻合至胃空肠侧段吻合的部分，能帮助食物绕过十二指肠从胃囊向空肠流动（图7.1）。胃空肠吻合术能通过直线切割缝合、环形切割缝合或手工缝合技术实施[20]。当运用环形切割缝合技术时，吻合器砧头可经口咽部或腹部入路置入[21-22]。胆袢与消化袢进行吻合，以形成

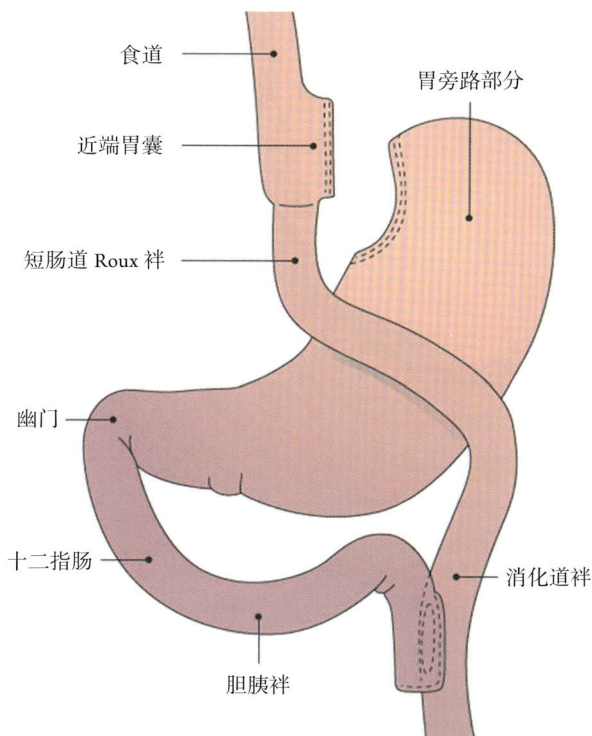

图7.1　胃旁路术（经由爱思唯尔许可[66]）

食物与消化酶混合的共同通路。延长Roux祥和胆祥将导致共同祥的缩短。在现有文献中，胆祥通常较短，而Roux祥的长度则尚有争议。1990年代早期的研究显示，与Roux祥为40~75 cm的患者相比，Roux祥为100~150 cm的患者的体重下降值有所增加[23-24]。在超级肥胖患者（BMI>50 kg/m²）中，Roux祥长度≥150 cm时的疗效数据尚不足[23,27]。代谢并发症和营养不良更容易发生在共同通路较短的患者中[23]。

研究表明，胃旁路术能降低患者的饥饿感，增加饱腹感，改变胆汁盐浓度，这与胰高血糖素样肽-1（GLP-1）、酪酪肽（PYY）等抑制食欲的肠激素的过激反应有关[26-27]，而在胃束带手术中不会发生胃肠激素的改变[28]。患者口味会发生变化，包括对高卡路里食物的食欲降低、消耗降低等，这在机能性磁共振成像（MRI）中得到了证明。成像显示，同样面对高热量食物诱惑时，胃旁路术患者的大脑激励系统的激活量低于胃束带手术患者[29]。术后患者的能量消耗也有所增加，其中的机制目前正在研究当中。

术后的早期并发症包括吻合口痿、吻合线处胃肠道出血、深静脉血栓的形成、肺栓塞和呼吸衰竭等。后期并发症包括肠梗阻、内疝、吻合口狭窄、吻合口溃疡以及维生素和微量元素缺乏症等。

胃束带术

Belachew等于1995年率先描述了腹腔镜下可调节胃束带术（LAGB）技术[30]。从那时起，人们就开发了各种改进技术和各类胃束带。胃周通路是从后部打开束带通道的传统入路。然而，胃后壁有通过束带脱垂的倾向，因而已被松弛部入路所取代[31]。一项回顾性多中心研究对比了各个治疗组中采用两种入路的1 200多名患者。结果显示，胃周组的胃囊扩张、胃内移行和中转开腹率显著增高[32]。

该手术使用5个或6个穿刺孔，其中一个用于安装肝牵开器。从胃小弯开始切开并造口。通过胃后隧道继续朝His角解剖。通过一个大型戳卡套管引入胃束带，然后置于小囊上方的胃顶部，包括束带内的脂肪和迷走神经分支[33]（图7.2）。大多数外科医生会利用间断缝合法形成一个胃隧道，实现束带的前路固定，从而降低前路滑移的风险，但束带腐蚀的后果尚不明确。束带松紧度调节置入孔在前路腹直肌鞘上，并且可轻松地进行经皮针穿刺。

胃束带的主要作用机制是诱发饱腹感和更快的进食后饱腹感。饱腹感可能会受位于胃贲门顶端迷走神经受体的介导。因此，将胃束带置于正确位置对于达到预期效果是至关重要的。束带调节器采用一种无芯弯针（Heber针）制成。每隔4~6周对患者进行一次随访，其目的是为了对个体患者实施最佳的控制。澳大利亚墨尔本莫纳什大学医学院肥胖症研究和教育中心（CORE）（表7.2）将最佳控制描述成了"绿色区域"，这是通过连续增量调整和密切

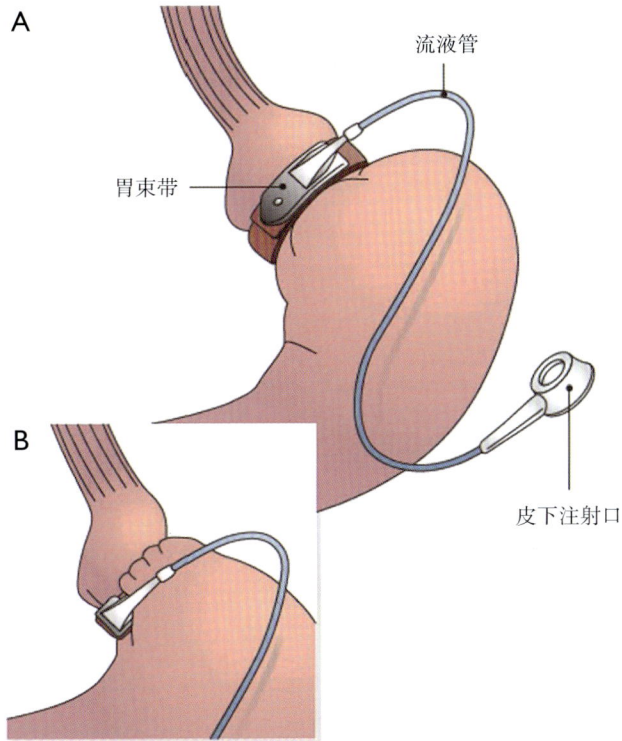

图7.2 （A）有皮下注射口的胃束带，（B）充盈后的胃束带[66]

监测减肥和症状获得的。患者随访在体重减轻指数（EWL）中发挥着重要作用；Shen等发现，1年内随访次数超过6次的患者的EWL为42%，而一年内随访次数不超过6次的患者的EWL为42%（*P*=0.005）[34]。

与胃旁路术（RYGB）相比，LAGB的围术期并发症率较低。远期并发症包括胃束带脱垂（滑移）、束带侵蚀和戳卡孔感染。束带脱垂临床表现可能具有非特异性，因此很难诊断。其症状包括胃酸反流、胃灼热、咳嗽、窒息发作和喘息。针对胃后壁脱垂，可移除原有胃束带，然后通过松弛部通路更换新胃束

表7.2 澳大利亚墨尔本莫纳什大学医学院肥胖研究和教育中心（CORE）将胃束带最优调整描绘成了"绿色区域"

充盈状态下	绿色区域	过度充盈
饥饿	饱腹感	吞咽困难
大餐	少量进食	回流/咳嗽/返流
寻找食物	满足	不适当的饮食

带，但如果没有过度水肿，胃前壁脱垂可通过脱垂移位和复位来进行处理[35]。

袖状胃切除术

1998年，Doug Hess医生在俄亥俄州鲍灵格林实施了第一例开放袖状胃切除术，该手术是胆胰分流术并十二指肠转位手术（BPD-DS）的一部分[36]。2000年，Michel Gagner首次描述了腹腔镜袖状胃切除术（LSG）–BPD-DS第一步操作，目前已经被广泛采用[37-38]。利用超声刀沿着胃大弯剪切分离大网膜，上至胃底，下至近幽门2 cm处。然后切开His角，切断左侧膈肌脚。沿胃小弯线置入28~54 Fr探条以引导解剖，从而形成一个薄壁管。胃囊的大小取决于LSG是否独立施行，或者作为BPD-DS的一部分[39]。从角切迹到His角，连续使用线性吻合器来对胃进行分离（图7.3）。

袖状胃切除术目前被认为是一种适用于高风险超肥胖患者的有效、独立的手术，并且可改善相关合并症，降低并发症率发病率[40-41]。其作用机制尚不明确，但人们认为主要是通过一些神经体液变化实现对体重的控制。

袖状胃切除术的并发症包括U形钉出血、瘘和后期狭窄。胃食管反流症状在远期内非常常见。套筒的好处是，如果后期体重出现反弹，仍有可能转为其他肥胖症治疗手术，例如胃旁路术或十二指肠转流手术等。

胆胰管分流术并十二指肠转流手术

1979年，Nicola·Scopinaro教授首次引入了胆胰管分流术（BPD）[42]。较

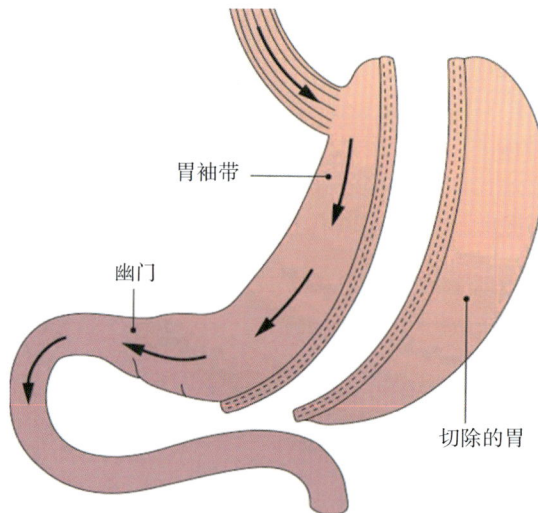

图7.3　袖状胃切除手术（经爱思唯尔许可[66]）

1950—1970年之间施行的空肠回肠旁路手术，这是一种更为安全的技术。由于它会引发严重的营养和代谢并发症，因此为了消除这些并发症，该手术进行了改进，并与十二指肠转流（DS）术合并[42]。BPD-DS在技术上具有挑战性，通常被认为是袖状胃切除术后计划的第二阶段或挽救性手术（十二指肠回肠造口吻合术/回肠造口术）。该手术从远端胃窦至近端十二指肠分离胃结肠韧带。十二指肠解剖止于前端胰腺组织与十二指肠壁的交汇点。利用线性吻合器横切十二指肠。共同袢与回盲瓣的距离为50~100 cm，因此消化袢的长度是变化的（200~300 cm）。在测量点分离回肠，利用U型钉施行十二指肠–回肠吻合，即端端吻合。胆胰袢通过侧侧回肠–回肠吻合与共同袢汇合。

BPD-DS是一种限制型和吸收不良型联合手术。对于体重指数>50的患者，该手术的体重减轻作用非常有效，其作用可能优于胃旁路术[43]。Dorman及其同事对比了2005—2010年间行初次BPD-DS手术的患者和139名行胃旁路术的患者。他们发现两组患者的总体重减轻百分比没有差异，BPD-DS组患者的2型糖尿病、高血压病和高血脂症症状得到了更显著的改善[44]。

由于术后患者的长期营养和维生素缺乏的发生率较高，接受BPD-DS的患者需要保持严格的终生服药和营养随访[43]。

减重手术培训

在美国，减重手术病例数量已经从2000年的4万例增长到了2002年的8万例，目前预计每年达到11.3万例[44-45]。在英国，这一数字在过去10年里增长了30倍，2011年已经超过了8 000例[46]。减重手术目前可能是美国最常见的胃肠道手术，这导致了减重手术项目的显著增长。这种手术的风险在于，许多外科医生在减重手术实践方面可能缺乏充分的培训和经验，或者工作单位没有足够的基础设施来提供整体护理所需的多学科结构[47]。

在英国和美国，现行的减重手术外科医生和机构认证职业标准主要基于病例数量、医院基础设施和多学科综合团队的人员配备要求[48-49]。这些要求应基于一个强有力的证据——在多手术量的外科医生和多住院患者量医疗中心的治疗下，患者的结局得到了改善，同时也假定手术例数能够直接反映外科医生的能力[50]。减重手术培训计划需要满足日益增长的临床需求，同时保障患者的安全。

减重手术培训面临的挑战

在英国，三分之二的食管胃及上消化道手术培训的学员具有参加减重手术培训的意向（图7.4）。然而，当学员们按照学院间外科课程项目（ISCP）手术课程获得培训结业证书（CCT）之时，他们并不能完全具备高级亚专科手

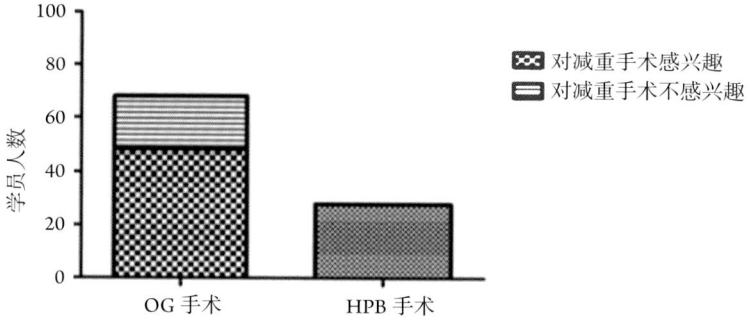

图7.4　三分之二的OG学员对减重手术感兴趣

术的能力。因此，大多数学员认为在一般手术培训结束时无法胜任专科医生的工作（图7.5）[51]。因此，几乎100%的减重手术学员希望参加专科医生培训项目。一个可能的解释是减重手术例数偏低的单位较多，提示参加减重手术的机会偏少。来自英国的数据表明，只有20位减肥外科医生每年施行100例以上的手术，2008—2010年期间，只有11家医院施行了200例以上的减重手术[18]。

熟练度—增益曲线

对熟练度—增益曲线形式的理解构成了培训开发的基础。熟练度—增益曲线的定义是，外科医生的手术时间、中转率、并发症和死亡率达到平台期需要施行的手术例数。腹腔镜下胃旁路术（LRYGB）是实施最频繁的手术，并且获得了最多的关注。

2002年，Oliak医生及其同事分析了一位腹腔镜外科医生连续施行的最初的225例腹腔镜下胃旁路术，结果显示，经过了最初的75名患者后，手术时间大大缩短[52]。围术期并发症率也从前75名患者的32%下降到了接下来75名患者的15%。英国的Pournaras等进行的一项研究同样显示了100名患者的熟练

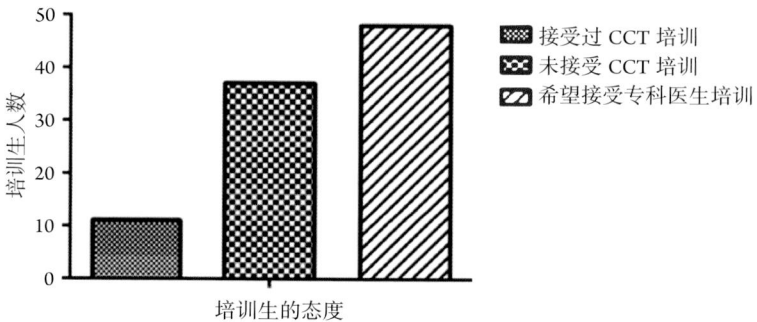

图7.5　大多数学员认为在CCT培训结束时无法胜任专科医生的工作

度—增益曲线，其中平均手术时间在经过最初的100名患者后显著下降[53]。研究表明，熟练度—增益曲线的早期部分具有更高的死亡率和并发症发生率。Flum和Dellinger于2004年发表的一篇论文评估了接受肥胖症手术的3 328名患者的30 d死亡率，研究持续时间为15年。经过多变量（logistic）回归分析死亡率，只有手术经验不足和患者并发症与30 d死亡率增加有关[54]。外科医生最初的19例手术患者，出院后30 d内的死亡率要高出4.7倍。减重手术的主要目标之一是降低死亡率。因此，接受手术的患者的死亡率不应该高于未接受手术的患者。Adams等报告了1984—2002年间犹他州盐湖城的六名外科医生施行的7 925例胃旁路术；对患者的年龄、性别和体重指数进行了匹配。手术患者（42人死亡）和非手术患者（41人死亡）的死亡率不存在差异，第一年的死亡率为0.52%[55]。这意味着行择期胃旁路术的外科医生第一年的手术死亡率不超过0.5%。截至2010年3月的第一份英国国家减重手术注册报告显示，胃旁路术的死亡率只有0.2%；并发症的发生率为1%~22%。任何新外科医生必须确保手术结局处于这些参数范围内，从而避免熟练度—增益曲线效应。为了缩短熟练度—增益曲线，确保患者安全，最大限度地降低熟练度—增益曲线期间并发症率和死亡率的差异，建立循证培训方法是至关重要的。

培训教育工具和教学/评估

在过去10年中，旨在提高外科医生处于熟练度—增益曲线期间患者安全的课程和研讨会越来越多。腹腔镜下胃旁路术培训方案包括1~2 d的课程，经验丰富的外科医生进行的拓展指导，在此期间持续1~6周"短期专科医生"，以及6~12周的专科医生[56]。腹腔镜下胃旁路术可分解成各个组成部分，从而进行任务型学习，直至掌握每个步骤。如果学员了解了该手术的步骤，并且有能力完成腹腔镜下缝合等个人任务，那么他们将会从熟练度—增益曲线上的更高点起步。短期课程中经常使用模拟和活体动物模型，这些动物会被麻醉，从而提供体内环境。这可帮助学员在无风险环境下掌握手术要领，从而形成良好的过渡，优化后期在人类尸体上练习手术所耗费的时间。减重手术培训课程将以尸体课程为终点，它使用如何学习优化教育成果的教育理论进行指导。减肥课程和经验学习模型之间的关系如图7.6所示[57]。课程参与者会从专家演示和手术讨论入手展开学习周期。接下来进行尸体解剖，通过"提示和技巧"进行反思（自我评估或由学员进行评估）以提升学员的表现，再接受专家教师的指导以改进手术实践。然后学员再开始一轮，在教师的指导下实施进一步手术。这从手术一开始便优化了高级腹腔镜技术方面的操作指导。手术室设置、患者体位、戳卡套管的放置和仪器的高效利用等细节均包括在内。团队领导力、安全与沟通等非技术性技巧也是手术培训的一部分。

减重手术培训经历将在6个月到1年的专科医生训练期间积累，具体取决于

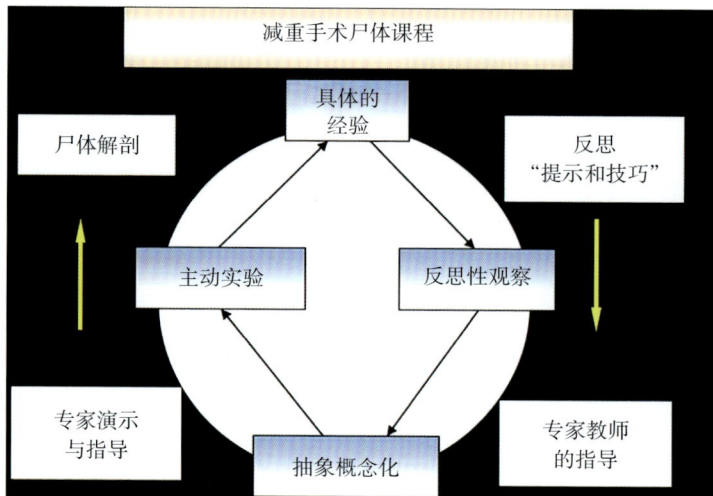

图7.6　自我评估与实验学习模型之间的关系（改编自Kolb，1984年[53]）

以往的经验。腹腔镜减重手术需要掌握大量的认知性和技术性技能。英国减肥及代谢专科医生课程明确阐述了对专科医生的要求（表7.3）[58]。通常会在CCT后或专家培训最后12个月内接受专科医生申请。专科医生预计最少要施行100例减重手术，其中超过51%是担任主刀医生。包括工作场所评估（表7.4）在内的经验证的日志，尤其是基于过程的评估（PBAs），将作为反思模板，以进一步降低与熟练度–增益曲线相关的患者并发症发病率和死亡率。专科医生培训允许学员在培训师的指导下完成熟练度–增益曲线，成为合格的减肥专科医生，并有机会管理短期和中期并发症，成为多学科减肥小组的成员。

腹腔镜减重手术学习与教学风格

　　学习方式对手术有很重要的影响，其长期熟练度—增益曲线与腹腔镜下胃旁路术类似。虽然外科学员更有可能采用激进主义或者实用主义的学习方式，少数学员强烈地偏向于反思型或理论型学习方式。因此，教授减重手术的外科医生必须考虑各种不同的学习方式的影响，并且不能采用统一的学习方式[59]。学习一项复杂的实践技能可能适用于激进主义或实用主义的学习方式。然而，理论主义学习方式有利于理解练习减重手术所需的基本理论、知识和特性，反思式的学习方式可促进学员对这一学习周期进行反馈性思考（图7.7）[57]。

　　减肥必须能够通过均衡的教学和学习活动适应所有风格。就腹腔镜下胃旁路术而言，通过思考即将进行的手术，仔细研读手术对象的资料，提前讨论并商定手术方案，反思型/理论型学习者将获取最大的益处。通过反思经常利用

表7.3　RCS国家外科专科医生计划的减肥及代谢专科医生核心课程[58]

知识

　肥胖症流行病学

　病态性肥胖的病理生理学和病态性肥胖的代谢综合征治疗方案

　病态性肥胖的治疗选择

　减肥和代谢手术的适应证

　肥胖患者的围术期管理原则

　施行的手术类型及作用机制

　代谢手术并发症及其管理

　修正代谢手术

　减重手术患者的术后长期管理

　减肥服务的关键要素

　病态性肥胖患者的心理

临床技能

　肥胖患者的病史和检查

　肥胖患者研究的解读

　术前评估与优化

　减重手术患者的术后评估

　减重手术早期和晚期并发症的管理决策

技术技能

　病态性肥胖的腹腔镜入路

　胃旁路术

　　胃旁路术后的内疝修复

　腹腔镜下胃束带的置入

　　胃束带吸引术

　　滑移时束带的紧急释放

　　滑移后的束带重定位

　　袖状胃切除术

　参与肥胖症修正手术

　病态性超级肥胖的一般手术管理

续表7.3

职业属性

参与减重手术MDT会议并进行病例介绍

参与科室发病率和死亡率审计

了解患者支持小组会议

参与循证手术的讨论和陈述：专科医生有望将参与肥胖和代谢手术学员合作项目

参与外科教育（具有教学和培训的证据）：专科医生有望将参加英国肥胖及代谢手术协会（BOMSS）年度培训日

目标日志（每12个月）

减重手术总例数（专科医生医生>51%）	100
最小缝合/吻合手术次数	50
最小束带置入次数	10
最小修正次数	5

表7.4 基于工作场所的评估，校际手术课程计划

缩写	全名	内容	评估时长	反馈时长
CBD	基于病例的讨论	评估如何管理临床病例，包括注意事项和行动的理由	15~20 min	5 min
CEX	临床评估练习	通过观察评估临床和专业技能	15~20 min	5 min
PBA	基于过程的评估	能力及手术操作的整体评估	取决于手术过程	取决于手术过程
DOPS	在手术中直接观察手术操作技能	评估部分手术操作的基本诊断和介入操作中的技术、操作和专业技能	15~20 min	5 min
MSF	多来源反馈	包括顾问医师、初级医生和其他卫生保健专业人员在内的各个同事进行的同行评估	不适用	不适用

基于过程评估的经验，他们将完成整个学习过程（图7.8）[60]。另一方面，激进主义者/实用主义者将利用模型有效地学习各个步骤，然后在直接监督下施行腹腔镜下胃旁路术。由于手术非常复杂，更强的激进主义者可能会珍惜在无人监督的情况下实施手术并在必要时寻求帮助的机会。在结构化的监督下，更强的实用主义者可能会感到学习起来更加自在。目前的减肥培训策略是围绕实践教学展开的，因为大多数的外科学员属于激进主义者/实用主义者。如果学员正在努力学习腹腔镜下胃旁路术，或者其熟练度—增益曲线似乎超过了正常

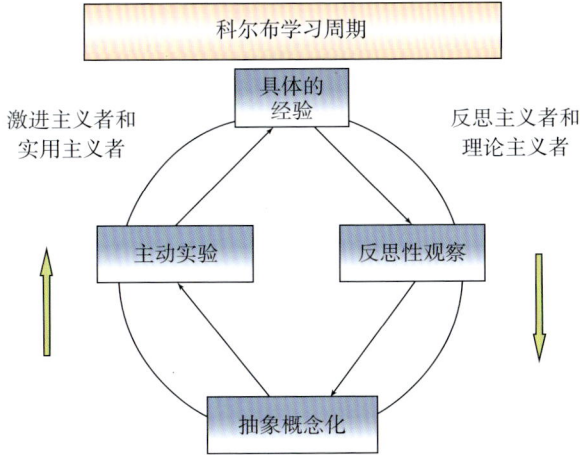

图7.7 自我评估与实验学习模型之间的关系（改编自 Kolb，1984年[53]）

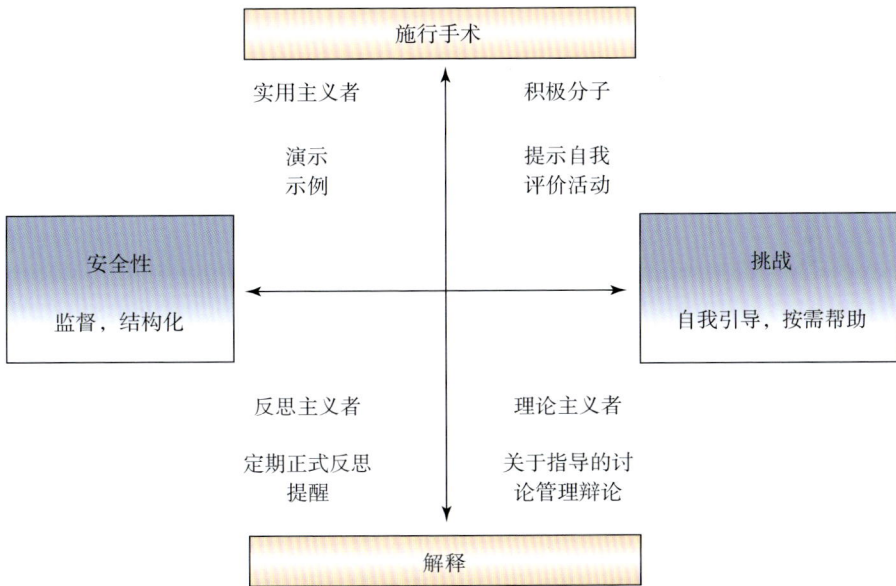

图7.8 手术室SA PBA应用矩阵（改编自Groat & Musson，1996年[56]）

水平，那么考虑他们是否属于反思型/理论型风格是非常重要的。应该着重讨论减重手术的基本原理，利用基于工作的评估工具进行规范的总结，从而对教学进行补充。

实际应用

开展有效的实践教学是至关重要的，这可以通过该领域专家的手术记录和分析来实现。腹腔镜记录已经用作开展任务分析和动作分析的培训辅助工具，从而优化减重手术中的人体工程学和安全性。

作为减重手术的专科医生，学员将从学习腹腔镜下胃束带术所需的技能入手，包括接触肥胖症患者、戳卡套管置入、肝脏牵引、松弛部入路和腹腔镜缝合。一些技能可从其他主要的腹腔镜胃肠道手术操作中转化而来。

通过评估笔者和其他专家实施手术的视频，我们将腹腔镜胃旁路术划分成了两个部分：空肠空肠吻合术和胃空肠吻合术。我们发现，各个部分可划分为一系列的步骤，操作时将变异减小到最小，因此，腹腔镜下胃旁路术将分步教授。学员每次可按照同样的顺序开始学习空肠空肠吻合术，并重复执行该任务。他们随后将以同样的方式学习胃空肠吻合术。

在掌握这两个部分后，学员接着在低风险患者身上实施整个手术，最后再沿着熟练度—增益曲线在高风险患者上实施。

视频增强反馈构成了持续进行自我反思和评估的一个重要组成部分。学员遵照培训师的指导重复执行该任务并观察视频，从而使动作更为精练并对错误进行回顾。

未来的研究方向——减重手术能力评估

近年来，随着欧洲工作时间限令（EWTD）的出台以及由此导致的工作时间的减少，手术能力在英国已经成为了一个热门话题。研究表明，减少工作时间不利于外科训练的开展。目前最长法定工作时间为每周48 h。2008年，外科医生培训协会（ASiT）表示，为达到充足的手术时间来确保最优化的训练，通过提升医疗的持续性来确保优质的医疗服务，有必要将每周工作时间重新恢复到65 h[61]。由于工作时间和模式的变化，外科手术培训从基于时间的过程演变成了基于能力的过程，学员实践的方方面面将通过一个客观的评估过程进行验证[62]。

在英国，已经开发技术技能客观结构化评估（OSATS）、基于过程的评估（PBAs）和实践技能直接观察（DOPS）等方法，以此实现评估过程质量的完善和标准化。

为了应对EWTD引起的变化，除转向能力验证外，包括模拟在内的手术技能课程也逐渐发展起来。减重手术是一个具有挑战性的专业，心理运动技能的习得是至关重要的。由于工作期间手术时间的减少，外科学员需要在减重手术培训范围内寻求其他参与手术的渠道，但不能影响患者的安全和医疗质量。

建立减肥服务和医院基础设施

减重手术规划是一项多学科任务，需要外科医生和医疗机构大量的投入[63]。团队成员包括外科医生、营养师、心理医生、精神科医生、麻醉师、重症监护医生、内分泌医生、呼吸内科医生和专业护理人员。专业的机构包括肥胖和代谢紊乱手术国际联合会、美国减重手术协会、美国外科医师协会和英国肥胖及代谢手术协会（BOMSS）已经建立了安全、质量和卓越指南（excellence guidelines）以及认证计划，以此确保最高的患者医疗标准[47-48]。

减重手术计划的建立需要医院/医疗机构的风险和投入。从门诊候诊区到手术室和术后恢复病房，建立一个有利于肥胖症治疗的环境是非常重要的。设备（椅子、长凳、检查椅和检查床）的承载重量必须足以确保患者的安全。肥胖症患者通常需要接受各种诊断性检查，譬如住院期间或急诊时的胃镜检查、上消化道对比造影研究和CT扫描。为患者实施手术前，减肥外科医生应熟悉医院设备的重量和大小，因为这可能会对患者的选择设定体重上限。一些陈旧的医院大楼的结构设计无法满足减肥患者，因此，还应评估地面和消防逃生楼梯的负荷能力。

2013年3月，BOMSS发布了施行减重手术的行业标准，具体总结如下[48]：

设备与安全

（1）计重秤：现成的计重秤，患者在站立位和坐位均可称重。

（2）门诊：有重量限制、尺寸足够大的椅子、轮椅、门廊和检查椅。

（3）病房：患者应安排在专用病房，应配备重量容量/尺寸合适的设施，包括床、减压床垫、椅子、坐便器、轮椅、洗脸台、起重机、齐默助行架（zimmer frames）、抗血栓弹力袜、床位空间。

（4）手术室：手术室应配备适当的手术台、手动操作设备和麻醉设备，包括转运设施、电动手术台、手术台延伸部和踏板、困难插管设备、现场血气分析、现成的输血用血液。必须配备充足的设备用于急诊再次手术，包括开放性减重手术用的固定牵开器。

（5）术后恢复和高度依赖/重症监护：除直接的胃束带以外，经护理质量委员会标准认证的现场2级重症监护设施对于减重手术小组来说也是必不可少的。

（6）影像：应该拥有并可安全使用相关设备，适用于大多数患者的上消化道断面成像和荧光成像。

人员配备

（1）按照NICE指南配置医务人员，患者必须可接触到门类齐全的专业人

Office of Health Economics；2010. Available from：http：//www.rcseng.ac.uk/news/docs/
BariatricReport.pdf.

［11］ Obesity. Guidance on the prevention，identification，assessment and management of over-
weight and obesity in adults and children. NICE clinical guideline 43；2006. Available from：
http：//www.nice.org.uk/guidance/index.jsp?action=download&o=30365.

［12］ Hutchison RL，Hutchison AL. Cesar Roux and his original 1893 Paper. Obes Surg. 2010；20：
953-956.

［13］ Mason EE，Printen KJ，Blommers TJ，Lewis JW，Scott DH. Gastric bypass in morbid obesity.
Am J Clin Nutr. 1980；33：395-405.

［14］ Story of Obesity Surgery［Internet］. American Society for Metabolic & Bariatric Surgery.
［updated 2005 May 25，cited 2014 Jan 20］. Available from：http：//asmbs.org/story-of-
obesity-surgery/.

［15］ Wittgrove AC，Clark GW，Tremblay LJ. Laparoscopic gastric bypass，Roux-en-Y：preliminary
report of five cases. Obes Surg. 1994；4：353-357.

［16］ Luján JA，Frutos MD，Hernández Q，et al. Laparoscopic versus open gastric bypass in the
treat-ment of morbid obesity：a randomized prospective study. Ann Surg. 2004；239(4)：
433-437.

［17］ Nguyen NT，Goldman C，Rosenquist CJ，et al. Laparoscopic versus open gastric bypass：a
randomized study of outcomes，quality of life，and costs. Ann Surg. 2001；234(3)：279-289；
discussion 289-291.

［18］ MacLean LD，Rhode BM，Nohr CW. Late outcome of isolated gastric bypass. Ann Surg.
2000；231：524-528.

［19］ MacLean LD，Rhode BM，Sampalis J，Forse RA. Results of the surgical treatment of obesity.
Am J Surg. 1993；165：155-162.

［20］ Welbourn R，Fiennes A，Kinsman R，Walton P. The United Kingdom national bariatric
surgery registry. First registry report to March 2010. Dendrite Clinical Systems；2011.

［21］ De la Torre RA，Scott JS. Laparoscopic Roux-en-Y divided gastric bypass with transgastric
anvil placement. In：Inabnet WB，Demaria EJ，Ikramuddin S，editors. Laparoscopic bariatric
surgery. Philadelphia：Lippincott Williams & Wilkins；2005. p. 116-122.

［22］ Kurian M，Roslin M. Laparoscopic Roux-en-Y gastric bypass：transoral technique. In：Inabnet
WB，Demaria EJ，Ikramuddin S，editors. Laparoscopic bariatric surgery. Philadelphia：
Lippincott Williams & Wilkins；2005. p. 95-101.

［23］ Brolin RE，Kenler HA，Gorman JH，Cody RP. Long-limb gastric bypass in the superobese. A
prospective randomized study. Ann Surg. 1992；215：387-395.

［24］ Bruder SJ，Freeman JB，Brazeau-Gravelle P. Lengthening of Roux-en-Y limb increases weight
loss after gastric bypass：a prelimary report. Obes Surg. 1991；1：73-77.

［25］ Brolin RE. Long limb Roux en Y gastric bypass revisited. Surg Clin North Am. 2005；85：
807-817.

［26］ Christou NV，Look D，MacLean LD. Weight gain after short- and long-limb gastric bypass in
patients followed for longer than 10 Years. Ann Surg. 2006；244：734-740.

［27］ Orci L，Chillcott M，Huber O. Short versus long Roux-limb length in Roux-en-Y gastric
bypass surgery for the treatment of morbid and super obesity：a systematic review of the litera-

ture. Obes Surg. 2011；21：797-804.

[28] Le Roux CW，Aylwin SJ，Batterham RL，Borg CM，Coyle F，Prasad V，et al. Gut hormone profi les following bariatric surgery favor an anorectic state，facilitate weight loss and improve metabolic parameters. Ann Surg. 2006；243：108-114.

[29] Scholtz S，Miras AD，Chhina N，Prechtl CG，Sleeth ML，Daud NM，et al. Obese patients after gastric bypass surgery have lower brain-hedonic responses to food than after gastric banding. Gut. 2014；63（6）：891-902. doi：10.1136/gutjnl-2013-305008.

[30] Belachew M，Legrand M，Vincenti VV，Deffechereux T，Jourdan JL，Monami B，et al. Laparoscopic placement of adjustable silicon gastric band in the treatment of morbid obesity：how to do it. Obes Surg. 1995；5：66-70.

[31] O'Brien PE，Dixon JB，Laurie C，Anderson M. A prospective randomized trial of placement of the laparoscopic adjustable gastric band：comparison of the perigastric and pars fl accida path-ways. Obes Surg. 2005；15：820-826.

[32] Di Lorenzo N，Furbetta F，Favretti F，Segato G，De Luca M，Micheletto G，et al. Laparoscopic adjustable gastric banding via pars fl accida versus perigastric positioning：technique，compli-cations and results in 2459 patients. Surg Endosc. 2010；24：1519-1523.

[33] Kini S，Rao R，editors. Review of obesity and bariatric surgery. Essential notes and multiple choice questions. New York：Informa Healthcare；2012.

[34] Shen R，Dugay G，Rajaram K，Cabrera L，Siegel N，Ren CJ. Impact of patient follow-up on weight loss after bariatric surgery. Obes Surg. 2004；14：514-519.

[35] O'Brien P，Dixon JB. Laparoscopic adjustable gastric banding. In：Inabnet WB，Demaria EJ，Ikramuddin S，editors. Laparoscopic bariatric surgery. Philadelphia：Lippincott Williams & Wilkins；2005. p. 75-84.

[36] Hess DS，Hess DW. Biliopancreatic diversion with a duodenal switch. Obes Surg. 1998；8（3）：267-282. doi：10.1381/096089298765554476.

[37] De Csepel J，Burpee S，Jossart G，Andrei V，Murakami Y，Benavides S，et al. Laparoscopic biliopancreatic diversion with a duodenal switch for morbid obesity：a feasibility study in pigs. J Laparoendosc Adv Surg Tech A. 2001；11：79-83.

[38] Milone L，Strong V，Gagner M. Laparoscopic sleeve gastrectomy is superior to endoscopic intragastric balloon as a fi rst stage procedure for super-obese patients（BMI > or =50）. Obes Surg. 2005；15：612-617.

[39] Trelles N，Gagner M. Updated review of sleeve gastrectomy. Open Gastroenterol J. 2008；2：41-49.

[40] Basso N，Casella G，Rizzello M，Abbatini F，Soricelli E，Alessandri G，et al. Laparoscopic sleeve gastrectomy as fi rst stage or defi nitive intent in 300 consecutive cases. Surg Endosc. 2011；25：444-449.

[41] Eisenberg D，Bellatorre A，Bellatorre N. Sleeve gastrectomy as a stand-alone bariatric opera-tion for severe，morbid and super obesity. JSLS. 2013；17：63-67.

[42] Scopinaro N，Gianetta E，Civalleri D，Bonalumi U，Bachi V. Biliopancreatic by-pass for obe-sity. II. Initial experience in man. Br J Surg. 1979；66（9）：618-620.

[43] Kelly J，Shikora S，Jones D，Hutter M，Robinson MK，Romanelli J，et al. Best practice updates for surgical care in weight loss surgery. Obesity. 2009；17：863-870.

[44] Dorman RB, Rasmus NF, al-Haddad BJ, Serrot FJ, Slusarek BM, Sampson BK, et al. Benefits and complications of the duodenal switch/biliopancreatic diversion compared to the Roux-en-Y gastric bypass. Surgery. 2012; 152: 758-765.

[45] Livingston ED. The incidence of bariatric surgery has plateaued in the U.S. Am J Surg. 2010; 200: 378-385.

[46] Statistics on obesity, physical activity and diet: England, 2012. The NHS Information Centre; 2012. Available from: http://www.hscic.gov.uk/catalogue/PUB05131/obes-phys-acti-diet-eng-2012-rep.pdf

[47] Melissas J. IFSO guideline for safety, quality and excellence in bariatric surgery. Obes Surg. 2008; 18: 497-500.

[48] BOMSS Professional Standards Document March 2013. Available from: http://www.bomss.org.uk/pdf/clinical_services_standards/BOMSS-Professional-Standards-March-2013.pdf.

[49] Resources for Optimal Care of Metabolic and Bariatric Surgery Patient 2014. Metabolic and Bariatric Surgery Accreditation and Quality Improvement Program. Available from: http://www.mbsaqip.info/?page_id=54.

[50] Zevin B, Aggarwal R, Grantcharov TP. Volume-outcome association in bariatric surgery: a systemic review. Ann Surg. 2012; 256: 60-71.

[51] Osborne A, Hammond J, Allum W. Manpower planning in upper GI surgery: right or wrong? J ASGBI. 2011; 35: 3-7.

[52] Oliak D, Ballantyne GH, Weber P, Wasielewski A, Davies RJ, Schmidt HJ. Laparoscopic Roux-en-Y gastric bypass: defining the proficiency-gain curve. Surg Endosc. 2003; 17: 405-408.

[53] Pournaras DJ, Jafferbhoy S, Titcomb DR, Humadi S, Edmond JR, Mahon D, et al. Three hun-dred laparoscopic Roux-en-Y gastric bypasses: managing the proficiency-gain curve in higher risk patients. Obes Surg. 2010; 20: 290-294.

[54] Flum DR, Dellinger EP. Impact of gastric bypass operation on survival: a population-based analysis. J Am Coll Surg. 2004; 199: 543-551.

[55] Adams TD, Gress RE, Smith SC, Halverson RC, Simper SC, Rosamond WD, et al. Long-term mortality after gastric bypass surgery. N Engl J Med. 2007; 357: 753-761.

[56] Kothari SN, Boyd WC, Larson CA, Gustafson HL, Lambert PJ, Mathiason MA. Training of a minimally invasive bariatric surgeon: are laparoscopic fellowships the answer? Obes Surg. 2005; 15: 323-329.

[57] Kolb DA. Experimental learning experience as a source of learning and development. London: Prentice Hall; 1984.

[58] British Obesity & Metabolic Surgery Society. Bariatric and metabolic fellowship core curricu-lum for the RCS national surgical fellowship scheme. 2013. Available from: http://www.bomss.org.uk/pdf/Bariatric%20and%20Metabolic%20Fellowship%20Core%20Curriculum%20for%20Post-CCT%20Fellows.pdf.

[59] Osborne AJ, Hawkins SC, James A, Pournaras D, Pullyblank A. Training in current medical education: surgeons are different from their medical colleagues. B Roy Coll Surg Engl. 2012; 94: 242-245.

[60] Groat A, Musson T. Learning styles: individualising computer based learning environments.

Assoc Learn Technol J. 1996; 3: 53-62.

[61] Cresswell B, Marron C, Hawkins W, Harrison E, Fitzgerald, von Roon A. Optimising working hours to provide quality in training and patient safety. A position statement by the Association of Surgeons in Training. 2009.

[62] Dean B, Pereira E. Surgeons and training time. BMJ Careers. 2011. Available from: http://careers.bmj.com/careers/advice/view-article.html?id=20005162.

[63] Herron DM. Establishing and organizing a bariatric surgery programme. In: Inabnet WB, Demaria EJ, Ikramuddin S, editors. Laparoscopic bariatric surgery. Philadelphia: Lippincott Williams & Wilkins; 2005. p. 23-31.

[64] Birkmeyer NJ, Dimick JB, Share D, Hawasli A, English WJ, Genaw J, et al. Hospital complication rates with bariatric surgery in Michigan. JAMA. 2010; 304: 435-442.

[65] DeSmidt B. Medicare drops centre of excellence program in bariatric surgery. The Pipeline. 2013. Available from: http://www.advisory.com/research/technology-insights/the-pipeline/2013/10/medicare-drops-center-of-excellence-program-in-bariatric-surgery.

[66] Micheal Griffi n S, Raimes SA, Jon S. Oesophagogastric surgery. Edinburgh/New York: Elsevier; 2014. p. 358-80. 978-0-7020-4962-0.

第八章　泌尿外科高级腹腔镜技术培训

Clare Sweeney and Alan McNeill

背景

　　泌尿外科一直是微创手术探索中的先驱领域。膀胱镜最早可以追溯到1807年，但在当时，Philipp Bozzini对于膀胱镜的设计并不实用。直至1878年，Nitze/Leiter才进行了首次成功的膀胱镜检查。1959年霍普金斯柱状透镜系统的发明再次革新了泌尿外科手术。霍普金斯联合Karl Storz一起发明了现代膀胱镜，同一时期光导纤维技术的兴起促进了软镜的发展[1]。首例腹腔镜根治性肾切除术个案报道出现在1990年，此时距首例腹腔镜胆囊切除术5年，距首例腹腔镜输卵管切除术15年[2]。

　　从此以后，微创外科在泌尿外科手术中的应用飞速增长。随着腹腔镜技巧的精进和技术的发展，腹腔镜手术适应征正在持续的拓展。腹腔镜根治性肾切除术已经成为临床T2期肾癌治疗的金标准[3]。腹腔镜根治性前列腺切除术的应用不仅缩短了住院天数而且减少了术中出血[4]。如今，最常用的腹腔镜泌尿外科手术包括根治性肾切除术，根治性前列腺切除术，肾盂成形术。而且，微创手术正在被尝试用于更多并发症发生率高的复杂手术，例如部分肾切除术和膀胱切除术。腹腔镜手术面临的挑战不仅是必须在技术上和肿瘤学上达到与开放手术相同的效果，而且要尽可能地减少术后疼痛和相关并发症，从而缩短住院天数。

　　这些复杂的手术需要更多技术技能培训。传统的专业外科训练始终充满了艰难险阻[5]。外科学员通常都需要在其培训师/上级医生的指导下，通过多年漫长的"学徒"生涯，在真实的患者身上锻炼其自身的手术技术和技巧。当前的毕业后教育因为没有明确的手术培训课程和通过标准，存在明显的缺陷。这种氛围下的手术训练被认为是某种形式的"东拼西凑"：学习不同的术者或上级医生，获得琐碎的手术技术和其中的小技巧。在英国，一个学员在不受监督的情况下所完成的的手术数量，往往成为评价其手术技术进步的最重要标准。这种制度能使学员积累丰富的独立手术经验，却可能忽视了患者的预后。

主要的泌尿外科微创手术的扩展正与外科培训结构的广泛变化同步进行。1993年，一份关于专科医学训练的报告出版——《医院医生：面向未来的训练：专科医学培训工作组报告》（Hospital doctors: Training for the future: the report of the working group on specialist medical training）。Calman的这份报告被认为从根本上改革了高级专科医生的培训。在Calman改革外科培训之前，年轻医生需要平均30 000 h的训练才能成为顾问医师。到1996年，在实行了Calman改革后，英国的外科训练时间下降到了18 000~21 000 h。而近年来根据英国新的医学培训项目（Modernising Medical Careers，MMC）和欧洲工作时间限令（European Working Time Directive，EWTD），手术培训时间进一步降低至6000~8000 h[8]。如果我们能够仅用原来五分之一的时间来培训出优秀的外科医生，那么专家的产生就可以不再依赖原本缓慢的经验积累和学习过程。

这种手术训练时间和独立手术量的显著减少，引出了一个问题：一名外科学员如何通过培训掌握手术技术，从而从一个"菜鸟"转变成为一名专家？Simon和Chase指出，将来，专家逐步获得应对不同情况的处理方式和知识，这是他们在某个领域不断训练的直接结果[9]。根据报道，外科医生每年手术操作的数量甚至可以作为患者预后的一个独立预测指标[10]。然而，学员显然无法拥有无限的手术训练机会，所以相关的手术技能必须从更短的、更加紧凑的培训项目中获得。

但是，外科学员想要在微创手术上积累经验，缩减的工作时长却不是他们仅有的挑战。2000年，英国全民医疗保健系统（NHS）计划规定，医疗服务的提供者需为完成培训的医生，而不是受训中的学员[11]。医疗保健文化正在发生深刻变化，患者转变成医疗保健的消费者，这也势必给培训带来重大变化。因此，通过在患者身上进行训练，完善学员的熟练度—增益曲线已经不合时宜。

显而易见，学员需要通过某种多形式的训练手段来增长心理上和肢体上的经验，来应对日趋复杂的腹腔镜手术。在腹腔镜的学习过程中，学员必须学会在自己的脑海中将二维的视频转换成三维信息，根据缺失的组织触觉反馈做出调整，并适应在狭小空间内违反直觉的手部操作。外科培训联合委员会希望大多数的泌尿外科学员在结束他们的培训时，能够在有限的帮助下，完成腹腔镜根治性肾切除术，但是他们也承认，这个目标目前只是一个美好的愿景[12]。只有少数泌尿外科医生会进一步学习如何进行肾盂成形术、根治性前列腺切除术等复杂腹腔镜手术。另外，随着微创手术经验的积累，越来越多高难度的手术将会采用腹腔镜进行，例如T2/3期肾癌的腹腔镜根治性肾切除术。而大多数T1期肾癌将会接受肾部分切除术——这意味着对学员而言比较简单的腹腔镜病例正在减少[13]。

理论与实践/教育准则：我们如何学习新技术？

微创手术需要的手术技术与传统的开放手术大相径庭，而从住院医生到高年资外科医生，微创手术技术积累的速度却无明显不同[14]。腹腔镜提供了一个理想的模型，用于研究人们如何从初学者成长为一名专家。学习专业知识的第一步是认知阶段，即学习手术操作的流程；第二步是联想阶段，即学习如何进行手术操作；第三步是自主阶段，此时临床医生的手术操作有如自动运行，将不再需要思考如何进行手术操作。

专家表现

Ericsson认识到虽然经验是必须的，但是独有经验却不足以保证你拥有专家的表现。"卓越的专家必定拥有一定的经验，但丰富的经验却不一定会造就专家"[9]。如果不把每一次的实践作为学习和改进的基础，而是简单的重复，那么这种简单的重复往往是无效的[15]。他进一步提出，尽管大多数的从业者通过相对较短时间的学习能够在一定程度上掌握专业技能，但这种平庸的水平也将成为他们职业生涯中所能达到的最高水平。只有少数人能持续的改进他们的专业技术，并最终成为一名专家。因为专业技术的积累通常非常缓慢，大多数精英需要在领域内努力沉浸至少10年，才能掌握高水平的专业技能。

积累专业技能需要有计划地进行训练。有计划地进行训练指的是学员在指导下有意识地改进自己某方面的技能水平，并在训练后得到及时有效的反馈，进而有机会在相同或相似的训练中不断重复，从而改进自己的操作能力。没有这样有计划的训练，即便接受了一段时间的培训，学员仍旧只能达到有限的技能水平，并将之固化。因此，对于外科医生来说，主要挑战是"避免停滞的手术技能固化成自己的自动化机械操作"[15]。高效的培训时间只能维持大约1 h，因此优秀的音乐家团队通常也只能保持每天4 h的训练时间。各个领域的大师都能够对未来发生的情况有所预判，国际象棋大师甚至能够闭目行棋[9]。也许这就可以解释为什么腹腔镜的手术专家能够在没有看到针尖的情况下，感知其方位。

自动化

腹腔镜泌尿外科手术培训的目的是给患者提供一个安全有效的手术疗

效，因此在手术流程的很多方面必须达到自动化、机械化的水平。无论是在开放手术还是腹腔镜手术中，只要手术需要，外科医生都需要能够下意识地完成一次打结，而不是在此过程中思考打结方法。在初步的学习过程中，初学者需要集中精神，避免犯错，而随着经验的增长，错误会随之减少，学员将不再需要高度关注于避免犯错本身。通过一定时间的学习，达到一定水平后，学员就能够将一部分的技能固化，达到自动化、机械化的程度。学员能够流畅并且不费力地使用这些技能。Ericsson指出由于人们对于这些自动化的机械动作的执行失去了有意识的控制，这加大了改进的难度[9]，因此专业技能的积累进入平台期。对于大多数外科医生来说，打结早已固化成简单的自动化机械动作，想要推倒这种下意识的操作习惯，将会异常困难。相对来说，腹腔镜下的缝合操作更易于学习，因为学员能够在模拟器中一直训练，直到将其固化成自己所掌握的机械化动作，而不需要直接在真人手术的紧张环境中锻炼。

近端发展区（Zone of Proximal Development，ZPD）

指导性地学习通常发生在学员近端发展区，在此期间，外科学员通常需要更有能力的同行来帮助他们解决问题，以完成他们自身还无法独立完成的任务[16]。学员们需要在学习的近端发展区期间得到例如专家教导、模拟训练等一系列辅助手段的支持。Vygotsky认识到，只有在实践之前进行专业指导才是最有效的，因此一个好的培训师只会出现在必要之时，而不是学员能够独立操作的时候[17]。在学习的最后阶段，技术上的指导甚至会起到完全相反的作用，阻碍知识的内化过程。

显然，掌握技能需要一个有序和有计划的方法，也就是一个学习的课程。有效的课程有助于巩固和学习，另外，强化训练也同样重要，否则近期掌握的技术会很容易遗忘。学习技能必须保持一个持续和相对分散的过程，而不是在一个集中的时间段内进行过度学习[15]。因为在集中练习中掌握的知识很容易被快速遗忘。

腹腔镜和泌尿外科

泌尿外科微创手术现状

根据英国泌尿外科医师协会统计，英格兰和威尔士2013年共有来自145个中心的341名顾问医师进行了7 591例根治性肾切除手术[18]。预计有40%的泌尿科医生会进行根治性肾切除术。每位顾问医师的根治性肾切除术病例的中位数为16例，每个中心的根治性肾切除术病例的中位数为39例。其中有5 413例采用腹腔镜手术，占总数的71.3%，这也让腹腔镜根治性肾切除术成为了最常用的泌尿外科腹腔镜术式。它主要用于恶性肿瘤，包括T1b-T3期肾肿瘤，上尿路移行细胞癌（肾输尿管切除术），但也有15%的腹腔镜肾切除术用于良性疾病，称为"单纯性肾切除术"。因此，推荐立志于参加腹腔镜培训的外科医生和学员从上尿路手术入手。从训练的角度来看，最简单的腹腔镜肾切除术是T1期肾癌病例，而不是良性疾病。虽然当代腹腔镜外科医生在切除肾脏小肿瘤上已经获得了大量经验，但大多数病例会采用肾部分切除术进行治疗，因此让相对"容易"的腹腔镜根治性肾切除术的病例相应地减少了。

每年腹腔镜肾盂成形术的病例就更少了，通常每个中心只有一半的医生能够进行这样的手术。肾盂成形术的任务经常会落在腹腔镜肾外科医生身上。为了完成这样的手术，外科医生除了需要掌握腹腔镜根治性肾切除术所需的所有手术技能，还需要更加高阶的腹腔镜缝合技术。作为腹腔镜肾外科医生，他们可能并不会参与其他需要腹腔镜缝合技术的手术，因此，如果他们当月的肾盂成形手术少于1例，就需要在手术间隙通过有计划的模拟训练箱练习来保持其熟练度。

另据英国泌尿外科医师协会（British Association of Urological Surgeons，BAUS）统计，英国2013年共有62个中心的130位顾问医师进行了3 695例根治性前列腺切除术[19]。其中30%（1 113例）为腹腔腔镜根治性前列腺切除术，49%（1 825例）为机器人辅助根治性前列腺切除术，13%（490例）为开放手术，另有245例未记录术式。每位顾问医师手术病例的中位数为16位，每个中心手术病例的中位数为38例。虽然所有学员都能有一定的腹腔镜上尿路手术经验，但是只有少数的专家能够进行前列腺根治术这样的复杂腹腔镜手术。在这方面，大中心可能拥有更好的手术预后。因为难度较高，英国只有少数中心能够提供腹腔镜根治性前列腺切除术的培训。该手术需要极高的腹腔镜手术技术。适当的指导和训练将有助于该手术的学习和重复进行。

复杂腹腔镜手术在英国的大多数中心仍处于起步阶段。与其他主要的泌尿系肿瘤不同的是，2013年约有60%（1 024例）的膀胱全切术采取了开放手术，15%的病例采用了机器人辅助（包含了尿流改道术病例）[20]。同时期，则有52%的肾部分切除术病例采用了腹腔镜。外科医生必须掌握足够的专业技能来应对这些手术方式天生的风险，如阳性手术切缘、出血以及缺血造成的肾功能衰竭。高度专业的医生团队的数据表明，相当多的临床医生已经在肾部分切除术病例中采用了腹腔镜[21]。

导师制的学习方式

腹腔镜的外科学员需要跟随导师在一种新的学徒模式下学习。微创手术培训已经是泌尿外科课程中不可或缺的一部分。外科培训联合委员会（Joint Committee on Surgical Training，JCST）的目标是让每一位受训学员在培训结束前有能力进行腹腔镜根治性肾切除术[12]。由于腹腔镜技术的快速积累，顾问医师与学员都已对复杂腹腔镜手术有所接触。早年的顾问医师只能以点对点的方式，跟随那些与现在比起来经验不那么丰富的腹腔镜外科医生学习，而现在已经有了专门针对学员的腹腔镜亚专科教材。因此，英国泌尿外科医师协会为此发布了培训指南，规定只有那些将腹腔镜作为常规手术的顾问医师才可以作为学员的培训师[22]。指南也规范了培训师和指导者在培训过程中应承担的责任。

腹腔镜根治性肾切除术培训师需要符合以下标准：

（1）作为顾问医师，独立完成过50例以上的腹腔镜根治性肾切除术。

（2）每年向英国泌尿外科医师协会提交手术信息。

（3）确保学员符合以下条件：

1）已于培训前通知该学员的医务主任和上级医生；

2）熟练掌握国家卫生医疗质量标准署指南（National Institute for Health and Clinical Excellence，NICE）中的腹腔镜根治性肾切除术部分内容；

3）参加过英国泌尿外科医师协会的"干""湿"实验室培训；

4）获得医生准许，参阅相关病例；

5）在完全掌握腹腔镜根治性肾切除术技能之前，将其操作腹腔镜的术式限制在根治性肾切除术；

6）至少在观察员（并非培训师）的监督下，"独立"完成一例手术。

同时，指南建议那些复杂腹腔镜手术的培训师需要符合以下的附加标准：

（1）肾盂成形术：作为顾问医师，有20例以上的独立肾盂成形术手术经验，并将手术信息提交至英国泌尿外科医师协会内镜肾盂输尿管连接部（PUJ）分会。

（2）肾部分切除术：作为顾问医师，有100例以上的腹腔镜根治性肾切除术以及20例肾部分切除术独立手术经验，并将手术信息提交至英国泌尿外科医师协会腹腔镜根治性肾切除术数据库。

（3）根治性前列腺切除术：有100例以上的独立手术经验，并将手术信息上传至英国泌尿外科医师协会肿瘤数据库。

腹腔镜泌尿外科的新人需要完成以下步骤：

（1）完成实验室的模拟训练，研发能够在家训练的设备；

（2）完成实验室内的"湿"培训；

（3）观看实时的示教性质的手术，例如参加大师班；

（4）至大中心观看指定的手术病例，手术室团队至大中心进修，学习手术的方方面面；

（5）确定培训师；

（6）在培训师指导下开始练习腹腔镜根治性肾切除术；

（7）在培训末期，在经验丰富的腹腔镜外科医生监督下独立完成数例手术；

（8）检查学员成果，将手术信息提交至英国泌尿外科医师协会腹腔镜根治性肾切除术数据库；

（9）保持每年12例以上的手术量。

模块化培训

复杂微创手术的培训方式是将其分割，模块化。这让新手有机会在以患者为中心的大环境和培训师的密切监督下积累经验。模块化培训完全符合持续、分散、有计划的训练原则。学员只需要集中精力在他们水平相当的模块上，而不需要再尝试完成整个手术。一旦学员完全掌握了所有模块，就能将他们拼接在一起。我们知道，集中注意力的最佳持续时间是1 h，所以当学员学习例如游离肝门这种高难度操作时，就不需要在之前简单的模块上花费时间。培训师需遵循教育原则，在正确的时间点上放手十分重要，因为持续的演示会阻碍学员技能的巩固。建议将腹腔镜根治性肾切除术分成23个步骤，这23个步骤又可以组成5个模块[23]：

（1）患者体位摆放，放置戳卡套管，保证操作空间的密闭性；

（2）推开结肠、十二指肠，抬高输尿管，显露肿瘤；

（3）下极游离，分辨肾门；

（4）暴露肾门结构，分离动静脉，推开上极，切除左侧肾上腺；

（5）推开上极，切除右侧肾上腺。

腹腔镜根治性前列腺切除术也可以被分解为12个步骤和5个模块[24]：

（1）套管留置，暴露腹膜前空间，切开骨盆内筋膜，分离耻骨前列腺韧带；

（2）清扫盆腔淋巴结，暴露前方、侧方膀胱颈，在3点和9点缝线；

（3）缝合背侧静脉丛，暴露后方膀胱颈，分离血管，暴露输精管，分离背侧面和前列腺蒂，闭合膀胱颈，11点和1点缝合；

（4）尖部分离，膀胱尿道缝合；

（5）神经保护。

经过一段时间的扶镜以及辅助学习，学员需要大约40次的练习才能完全掌握手术技能。不过，每个学员的情况都不尽相同，尽管40~100个病例就能完成学习曲线，但是有些外科医生的表现甚至在完成300例手术以后仍有改进空间[25]。

能力评估

　　当前规定，顾问医师想要接受腹腔镜培训需要依照上述指南得到培训师的签字。为了在培训结束以后获得腹腔镜手术认证资格，他们必须在一个腹腔镜专家的监督下独立完成数例腹腔镜手术。另外，需要保持每年12例以上的手术量，并将手术信息上报当地和英国泌尿外科医师协会的数据库。

　　目前接受腹腔镜培训的学员会使用更加严格的评估模式。英国于2007年推出了新的高级外科课程，学员和培训师都需要采纳基于工作场所的评估模式。基于工作场所的评估模式是一种形成性评估方法，可以将学习和行动作为附录记录在手术记录本上。他们的目标是在临床的情境下，考察学员的"作为"（Does），这是米勒学习金字塔的最高层次[26]。因此，接近完成培训的学员应能够提供一系列他们在培训中取得进步的证据，进而证明他们最终有能力进行腹腔镜根治性肾切除术。目前该评估模式只适用于根治性肾切除术，而类似于腹腔镜根治性前列腺切除术这样的复杂手术难度过高，不适合作为高级手术培训。相关的手术技能需要在培训结束，获得认证以后积累。但是，随着微创手术适用范围的不断拓展，越来越多的学员能够从模式化培训中获得重要的经验，将来复杂手术也应该引入同样的评估手段。有人认为对于学员来说，在米勒学习金字塔的顶端之上，还应有一层"优秀作为"（Does well）。

　　在过去的5年中，我们在高级外科培训课程中开发基于流程的评估方法，并获得了丰富的经验。这些经验可以很容易的与一个更加正式的评估方法结合起来，用来对顾问医师学习腹腔镜的培训师项目进行评估（图8.1）。

机器人手术

　　复杂腹腔镜泌尿外科手术具有较高的技术难度，因此一些中心已经转而进行机器人辅助手术。机器人手术不需要相同水平的腹腔镜技术，它提供了3D影像，消除了反直觉的手部运动和滤镜震颤。因此，它比腹腔镜手术更精确，术后功能恢复更好。然而机器人高昂的价格令人望而却步，从经济上来说，机器人辅助手术只适用于大的医疗中心。

团队培训

　　进行复杂微创手术，不仅仅是主刀医生，整个手术团队也需要掌握一系列的新技术。手术团队需要熟悉手术设备，了解手术流程，这样才能更好地预测主刀医生的需求。还需要1~2位训练有素的手术助手。通过培训的助手熟悉手术流程、专业设备，能够和供应商进行沟通。我们发现，在培训以及提供腹腔镜手术服务前，整个团队可以访问一个已能进行腹腔镜手术的中心（通常是导

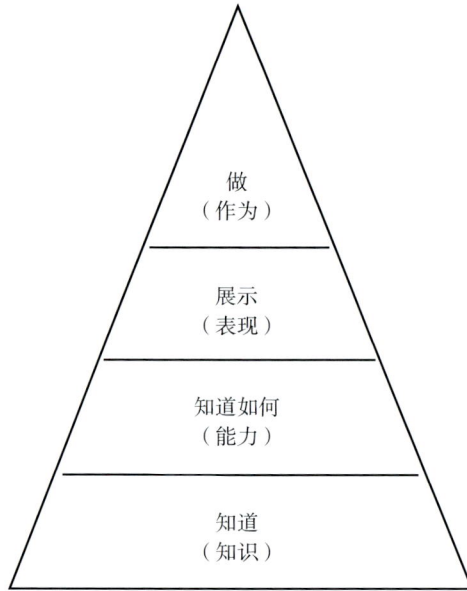

图8.1 米勒金字塔，一个临床评估框架（来自
Miller，已获Wolters Kluwer Health, Inc许可[26]）

师所在的医院），这常常会让整个团队获益良多。因为，这给了整个团队在周边合法地参与手术，观察手术团队，提问、了解潜在危险的机会。

结论

微创手术在泌尿外科领域的作用不断扩大。设备和技术的进步让越来越多的手术能够采用腹腔镜进行。这给患者带来了福音，却也为技术培训带来了巨大的挑战。我们建议学员在规定的课程中学习泌尿外科手术中所需的腹腔镜技术。培训需要观察和持续有序的训练，包括将高和低仿真度模拟训练相结合，以及接受适当指导的模块化的真实手术训练。对现有的顾问医师和已经培训认证结业的学员，我们建议采用导师制的团队学习方法，以保证患者的安全和质量控制。即使外科医生结束培训，他们每年仍需完成规定的最低手术量以维持其手术技能，并参与不间断的评估，对结果加以自查，进而接受国家审核。

参考文献

[1]　Shah J. Endoscopy through the ages. BJUI. 2002；89：645-652.

[2]　Clayman RV，Kavoussi LR，Soper NJ，et al. Laparoscopic nephrectomy：initial case report. J Urol. 1991；146：278-282.

[3]　Ljungberg B, Bensalah K, Bex A, et al. Guidelines on renal cell carcinoma. European Association of Urology. Eur Urol. 2013; 67(5): 913-924.

[4]　Finkelstein J, Eckersberger E, Sadri H, et al. Open versus laparoscopic versus robot-assisted laparoscopic prostatectomy: the European and US experience. Rev Urol. 2010; 12(1): 35-43.

[5]　Schon D. Preparing professionals for the demands of practice p3 in educating the refl ective practitioner. San Francisco: Jossey-Bass Inc Publishers; 1987.

[6]　Department of Health. Hospital Doctors: training for the future. The Report of the Working Group on Specialist Medical Training. London: Department of Health; 1993.

[7]　Cresswell B, Marron C, Hawkins W, et al. Optimising working hours to provide quality in training and patient safety a position statement by The Association of Surgeons in Training. 2009.

[8]　Chikwe J, deSouza AC, Pepper JR. No time to train the surgeons. BMJ. 2004; 328(7437): 418-419.

[9]　Ericsson KA. Deliberate practice and the acquisition and maintenance of expert performance in medicine and related domains. Acad Med. 2004; 79(10): S70-S81.

[10]　Davenport K, Timoney AG, Keeley Jr FX, Joyce AD, Downey P. A 3-year review of the British Association of Urological Surgeons Section of Endourology Laparoscopic Nephrectomy Audit. BJUI. 2006; 97: 333-337.

[11]　Department of Health. 'The NHS Plan' Department of Health, London; 2000.

[12]　Joint Committee on Surgical Training. Guidelines for the award of a CCT in Urology. 2012. http://www.jcst.org/quality-assurance/documents/cct-guidelines/urology-cct-guidelines.

[13]　Imamura M, McLennan S, Lapitan MC, et al. The UCAN Systematic Review Reference Group and the EAU Guideline Group for renal cell carcinoma. Systematic review of clinical effectiveness of surgical management for localized renal cell carcinoma. 2011. University of Aberdeen, Academic Urology Unit: www.uroweb.org/.

[14]　Stolzenberg J, Rabenalt R, do M, Horn LC, Liatsikos EN. Modular training for residents with no prior experience with open pelvic surgery in endoscopic extraperitoneal radical prostatectomy. Eur Urol. 2005; 49: 491-500.

[15]　Kneebone R. Evaluating clinical simulations for learning procedural skills: a theory-based approach. Acad Med. 2005; 80(6): 549-553.

[16]　Vygotsky LS. Thought and language. Cambridge, MA: Harvard University Press; 1962.

[17]　Wood D. How children think and learn. 2nd ed. Oxford: Blackwell; 1998.

[18]　BAUS Section of Oncology, Analyses of Nephrectomy Dataset Jan 1st - 31st Dec 2013. June 2014.

[19]　BAUS Section of Oncology, Analyses of Prostatectomy Dataset Jan 1st - 31st Dec 2012. June 2013.

[20]　BAUS Section of Oncology, Analyses of Cystectomy Dataset Jan 1st - Dec 31st. June 2014.

[21]　Gill IS, Martin SF, Desai MM, et al. Comparative analysis of laparoscopic versus open partial nephrectomy for renal tumours in 200 patients. J Urol. 2003; 170(1): 64-68.

[22]　Keeley FX, Rimington P, Timoney AG, McClinton S. BAUS laparoscopic mentorship guidelines. BAUS. 2007; 100(2): 247-248.

[23]　Stewart GD, Phipps S, Little B, et al. Description and validation of a modular training system

for laparoscopic nephrectomy. J Endourol. 2012; 26(11): 1512-1517.

[24] Stolzenburg J, Schwaibold H, Bhanot SM, et al. Modular surgical training for endoscopic extraperitoneal radical prostatectomy. BJUI. 2005; 96: 1022-1027.

[25] Martina GR, Giumelli P, Scuzzarella S, et al. Laparoscopic extraperitoneal radical prostatectomy - learning curve of a laparoscopy naive urologist in a community hospital. Urology. 2005; 65: 959-963.

[26] Miller G. The assessment of clinical skills/competence/performance. Acad Med. 1990; 65(9): S63-S67.

第九章 新技术与机器人微创手术的培训

Jung-Myun Kwak and Sungsoo Park

概述

腹腔镜手术在过去的20年中被认为是一项创新的技术，如今在许多比较研究中则经常被认为是"传统的"或"惯用的"技术。出于对微创理念的不断追求，腹腔镜手术医生试图减少甚至完全避免皮肤创口，单孔腹腔镜手术（ingle incision laparoscopic surgery，SILS）和经自然体腔内镜手术（natural orifice transluminal endoscopic surgery，NOTES）应运而生，尝试替代传统的腹腔镜技术[1-3]。这些方法在外科医生中间越来越受欢迎，应用领域也不断扩大。新技术的开发，以及腹腔镜、器械和接口技术的进步，SILS和NOTES技术在一系列手术操作中的应用前景不断增加。2009年，Kaouk等首次报道人类的机器人辅助SILS。在诸多外科专业领域，人们开发和应用机器人辅助SILS的兴趣日益增长[4]。

机器人手术应用日益广泛，克服了传统腹腔镜手术的技术缺陷，从而改善性能或熟练度—增益曲线。机器人手术的优势包括三维的视觉，并能进行七度自由活动，真实模拟外科医生的手部动作（且消除抖动），以及机器人手术系统的人体工程学。机器人手术操作的数量和类型都在持续增长，已有充足的临床证据证实其安全性、有效性以及可重复性，甚至改善了肿瘤学和功能性疗效[5-7]。

截至目前，机器人技术的培训和安全使用均无标准指南可循。为了与器械工艺和手术技术方面的不断更新相适应，微创手术（minimal access surgery，MAS）的培训和认证模式也在发生改变，逐步从传统的培训师—学员的培养模式发展成为客观、理想和安全的标准化培训方案。越来越多的人认为应该扩大MAS的教育，在手术室外即可开始，并对外科医生的技术加以评估，以确保医疗质量[8]。另外，对于已经完成培训的外科医生进行补充教育也是必要的。为了让有经验的外科医生能够安全有效的实施新技术和先进的手术技能，设计这样的培训课程是必不可少的。

本章将针对新型MAS和机器人外科技术介绍教育和培训形式，并探索如何创立最理想的培训方案。

基于模拟的培训

任何新技术或者新工艺的实施都有对患者不利的潜在风险。为了规避这种风险，微创技术的标准化培训方案中需要有基于模拟的培训模块。临床前模拟培训是一种有效的培训方法，各种新工艺和新技术在应用于患者之前均应该进行培训[9]。在美国，外科医师协会要求普外科毕业生在参加协会认证考试之前均需完成腹腔镜手术基础（FLS）课程[10]。FLS课程是一个基于网络的综合性教育模块，包括一个实践技能模块和一个可以提供基础知识的评估工具，并传授基础腹腔镜手术必须的生理学和技术技能。该课程最具特色的地方就在于拥有统一的教学和评估标准的模拟培训实验室。

另外，也有文章显示，在手术室外的模拟培训，比如在特殊的装备了培训设施的动物或手术技能实验室中，能够改善复杂手术的表现或熟练度—增益曲线[11-13]。总之，无论是传统的还是创新的模拟培训方法，只要能够兼顾手术技术教学和避免患者损伤这两个方面，都可以考虑加入到培训方案中。

知识发展

在实施新技术或者新工艺之前，外科医生对于与之相关的知识也要有充分的了解，包括把握手术适应证，选择合适的患者，进行充分的术前准备，正确放置患者体位和戳卡套管位置，熟悉常见并发症的诊断和处置以及配套新设备的使用等。因此，在理想的培训方案中，学员应该对新技术的整个操作步骤都有所了解。

出于这种考虑，达芬奇机器人系统的制造商在全球范围内设立了机器人手术培训基地，在临床培训前先向学员介绍机器人手术系统构成和如何进行使用前准备。这使学员有很好的机会全面了解到机器人系统的技术、设备、功能以及局限性等各个方面。

结构化机械模型技能训练

微创手术的培训经常会用到手术操作模型（箱式培训器械）。操作模型对于学员手术能力的提高非常有帮助，但是存在一个固有的缺陷，即培训效果极其依赖于学员本身。理想情况下，操作模型培训中需要指导人员对每个学员的操作进行指导，但这种条件通常难以满足。学员往往只能通过自己的亲身体验学习其中的技巧，这使得培训质量参差不齐。

虚拟现实模拟器

虚拟现实模拟器是一种非常有效的训练工具，尤其是在微创技术和机器人手术的培训中。基于虚拟现实模拟器的训练能显著提高外科住院医生在腹腔镜胆囊切除术中的操作技巧，已被作为Ⅰ类证据证实[14]。相对于操作模型而言，虚拟现实模拟器能在基于计算机的虚拟平台上人工构建操作环境，并能提供虚拟环境下的操作指导，对操作者的操作表现进行标准化度量和评估，能够精确地发现错误，进而通过各种手段帮助操作者提高熟练度。

在目前的外科发展过程中，多种因素限制了外科医生在实际手术中的学习效率，因而促进了上述模拟训练设备的发展。时间成本和经济成本都直接限制了学员从实际手术中获得的经验。为提高手术效率和安全性，低年资的外科医生在具备一定手术能力之前往往无法实际参与手术[15-17]。这涉及手术培训的其他问题，包括医学法律问题，对学员工作小时数的限制，以及与学员在人体和动物模型上学习基本技能相关的伦理问题[18]。计算机技术的发展为解决上述问题提供了契机，基于计算机的虚拟现实模拟器等设备已经可以提供手术操作的标准化训练和客观评估[19]。

相对于腹腔镜手术培训，机器人手术培训将面临更多困难。腹腔镜手术要求良好的手、眼协调能力，而机器人手术则进一步要求操作者手、脚、眼协调以操控机器人。学习机器人手术技术则需要另外购买一套训练用机器人系统，而在学习过程中需要用到的活体动物或新鲜的冻存尸体，这些学习素材高昂的费用也限制了常规训练的开展。另外，传统的监督式培训模式用于机器人手术培训存在对患者造成伤害的风险。在传统腹腔镜手术中，指导者站在学员旁边，与学员有相同的手术视野，而且在可能出现风险的必要情况下可以随时接管操作。然而，在机器人手术中情况并非如此，仅需要一名外科医生就可以在操作台进行操作（后续会提及一些替代方案）[20]。

因此，虚拟现实模拟器对于机器人手术培训来说是一种不错的选择。它能为外科医生提供安全且完整的训练，充分提高手术操作技巧。在虚拟环境中进行手术技能培训能学习效果良好，并且能完全地转化到真实的手术过程中，为实际手术做好充分准备[21-23]。

目前市面上已经有多家高保真的虚拟现实模拟器。Simulated Surgical Systems（位于美国纽约威廉斯维尔市）制造的The Ross™模拟系统，具有基本的定向模块和基本技能模块，是唯一一种具有完整手术操作程序的机器人手术模拟器，目前正在进行机器人前列腺切除术程序模块的专利申请，其他手术的程序模块也在开发中[24]。

Mimic Technologies（位于美国华盛顿州西雅图市）所生产的The dV-Trainer™模拟系统，是第一个面市的机器人手术模拟器。多项研究已经报道了其外形与结构，并验证了其同时效度（参见本书第二章）[25-28]。通过与达芬奇手术机器人系统制造商Intuitive Surgical公司（位于美国加州森尼维尔市）合作，The dV-Trainer™采用了达芬奇手术机器人的动力学原理、机械结构设计以及显像系统。The dV-Trainer™的软件系统同样与达芬奇机器人系统的操作台相匹配，这使得虚拟操作在真实环境同样可以完成。该系统目前已经包含50多种操作练习模块，但还无法提供系统性的操作训练。The da Vinci Skills Simulator™模拟系统由Intuitive Surgical公司与Mimic Technologies公司合作研发，用于将dV-Trainer™的软件嵌入达芬奇手术机器人的控制系统。因此，The da Vinci Skills Simulator™本身没有硬件，达芬奇手术机器人则变成了该虚拟现实模拟器的配套硬件。与dV-Trainer™一样，该系统也无法提供系统性的操作训练。

活体动物模型上的手术训练

活体动物仿真模型是机器人手术训培训中最重要的组成部分之一，已经列入多项手术培训课程中[29-31]。虽然动物模型的解剖结构与人体存在差异，但它能真实地模拟人体组织的黏弹性以及对分离、解剖、结扎等各种操作的反馈。动物模型的缺点则在于费用较高，需要兽医的辅助，需要单独的设备以及场地，而且往往需要活体动物实验室，这些都导致很多学员没有机会在动物模型上练习，另外，使用动物模型还有潜在的伦理问题。但是尽管如此，活体动物模型仍然是最接近真实手术条件的仿真模型。

新鲜冻存尸体上的手术训练

新鲜冻存尸体模型的优势在于其拥有人体真实的解剖结构，并且能够进行手术的系统训练。尸体模型能够很好地保留外科解剖结构、组织特性和解剖平面，因而学员对于训练的满意度普遍较高[32]。

但是与活体动物仿真模型一样，尸体模型无法重复使用并且费用昂贵，操作前需要较多的准备工作和单独的设备。尸体模型的另一个缺点是不存在活体生理过程，如出血和组织顺应性等。总体而言，目前缺乏对于尸体模型操作训练效果的研究[33]。

监督

监督是指有经验的外科医生在培训的初始阶段观察学员的操作并评估其使用新技术或新设备的能力和技巧。已有综述强调了监督在机器人手术培训和技术资格认证中的重要性，以及法律层面上的必要性。虽然进行充分监督的成本较高，但它为新技术的引入提供了安全保证，能够防止外科医生在熟练掌握一门新技术之前过度地自我发挥[34]。

指导

与监督相对应的，指导则是指有经验的外科医生在培训的高级阶段，指导学员操作，以协助其掌握新技术。因此，在理想状态下指导应该独立于后续的技能评估。指导的作用包括帮助学员认识到自身的优势和不足，解决培训中的遇到的困难，督促自我挑战并最终达到学习新技术的目的[35]。

人工指导在机器人手术培训中可以通过多种方式实现。培训师可以直接观察学员的操作，给予口头指令并在必要时接手操作。在有条件时，培训师还可以使用指导操作台。指导操作台独立于学员的操作台，但可使培训师和学员通过两种模式进行合作，分别为交互模式和助动模式。在交互模式下，每个机械臂仅受一方控制，但控制权可以在培训师和学员间随时切换。而在助动模式下，机械臂受到培训师和学员的同时控制。在手术的特定步骤中，助动模式对于学员的指导尤其有效[36]。

视频点评

视频技术已被广泛应用于当下的医学教学与训练中，且往往与基于网络的教学结合应用，其优点包括连接方便、效价比高、节省时间以及可以自主学习。许多外科协会都会在它们的主页上上传教学视频。教学视频中的演示手术都是经过筛选的，相应的教学内容也都有充分的准备[37-39]。

作为"指导"的组成部分，通过观看未剪辑的手术视频并且与专家讨论手术细节是最有效的训练手段之一。学员不仅能够自主选择教学病例，而且可以就教学内容进行实时讨论，同时不受手术实际操作时间的限制。这种视频教学模式的缺陷在于仍然需要专门安排时间进行，而且可能十分耗时。因此该学习模式作为短期强化训练的组成部分比较合适。另外，将视频发送给培训师或是共同在网上观看视频能够节约时间和减少出行成本，也可以作为备选方案。

手术直播演示

近年来，手术直播演示在全球范围得到了快速发展，这有赖于相关技术的快速进步，对医疗质量和安全的不懈追求，以及新工具、新设备和新手术技术的广泛传播。

手术直播演示有多种实施方式。比如亲自在手术室实时观摩专家手术，这也是机器人手术培训或其他手术技能培训的重要组成部分[40]。在这种情境下，学员可以与术者自由地沟通交流，也有机会观察手术过程以外的重要内容，如患者体位摆放、戳卡套管放置、团队沟通合作和术中决策的制定等。

另一种常见的方式是在会议上进行手术直播。虽然存在伦理方面的争议，术者和手术团队额外的压力也可能对患者造成伤害，但是这种方式还是快速地流行开来。就其本身而言，这是一种十分高效且可确保手术质量的教学方式[41-42]。观看手术直播提供了一个同行间进行批判性讨论的机会，使手术的重点更加清晰。

结论

为MAS和机器人手术的新技术设计以学员能力为基础的培训课程仍然是一个挑战。然而，由于开展机器人手术和其他新技术的中心日渐增多，对于统一的、经认证的课程的需求也在迅速增加。目前尚无有效的培训工具，未来还需要在该领域开展更多的研究。随着机器人手术虚拟现实模拟器的质量不断提升，该训练模式也会得到越来越多的使用。循序渐进地进行手术培训是至关重要的，包括使用监督、指导、视频点评、手术直播演示等方法。将这些方法组合成一种互补的方式，并通过面对面教学，或使用现代电子媒体，从而节省时间、行程，灵活性也大大增加。这样，就可以在不影响患者安全和疗效的前提下安全和高效地应用新的技术和方法。

参考文献

[1] Mohan HM, O'Riordan JM, Winter DC. Natural-orifice translumenal endoscopic surgery (NOTES): minimally invasive evolution or revolution? Surg Laparosc Endosc Percutan Tech. 2013; 23: 244-250.

[2] Chukwumah C, Zorron R, Marks JM, Ponsky JL. Current status of natural orifice translumenal endoscopic surgery (NOTES). Curr Probl Surg. 2010; 47: 630-668.

[3] Ahmed I, Ciancio F, Ferrara V, Jorgensen LN, Mann O, Morales-Conde S, Paraskeva P, Vestweber B, Weiss H. Current status of single-incision laparoscopic surgery: European experts' views. Surg Laparosc Endosc Percutan Tech. 2012; 22: 194-199.

[4] Kaouk JH, Goel RK, Haber GP, Crouzet S, Stein RJ. Robotic single-port transumbilical surgery in humans: initial report. BJU Int. 2009; 103: 366-369.

[5] Kwak JM, Kim SH, Kim J, Son DN, Baek SJ, Cho JS. Robotic vs laparoscopic resection of rectal cancer: short-term outcomes of a case-control study. Dis Colon Rectum. 2011; 54: 151-156.

[6] Kim JY, Kim NK, Lee KY, Hur H, Min BS, Kim JH. A comparative study of voiding and sexual function after total mesorectal excision with autonomic nerve preservation for rectal cancer: laparoscopic versus robotic surgery. Ann Surg Oncol. 2012; 19: 2485-2493.

[7] Baek SJ, Lee DW, Park SS, Kim SH. Current status of robot-assisted gastric surgery. World J Gastrointest Oncol. 2011; 3: 137-143.

［8］　Oropesa I, Sánchez-González P, Lamata P, Chmarra MK, Pagador JB, Sánchez-Margallo JA, Sánchez-Margallo FM, Gómez EJ. Methods and tools for objective assessment of psychomotor skills in laparoscopic surgery. J Surg Res. 2011; 171: e81-e95.

［9］　Fried MP, Satava R, Weghorst S, Gallagher AG, Sasaki C, Ross D, Sinanan M, Uribe JI, Zeltsan M, Arora H, Cuellar H. Identifying and reducing errors with surgical simulation. Qual Saf Health Care. 2004; 13 Suppl 1: i19-i26.

［10］　The American Board of Surgery Fundamentals of Laparoscopic Surgery course is available at http://www.absurgery.org. Last accessed 20 Aug 2013.

［11］　Stelzer MK, Abdel MP, Sloan MP, Gould JC. Dry lab practice leads to improved laparoscopic performance in the operating room. J Surg Res. 2009; 154: 163-166.

［12］　Scott DJ, Dunnington GL. The new ACS/APDS skills curriculum: moving the learning curve out of the operating room. J Gastrointest Surg. 2008; 12: 213-221.

［13］　Scott DJ, Bergen PC, Rege RV, Laycock R, Tesfay ST, Valentine RJ, Euhus DM, Jeyarajah DR, Thompson WM, Jones DB. Laparoscopic training on bench models: better and more cost effective than operating room experience? J Am Coll Surg. 2000; 191: 272-283.

［14］　Seymour NE, Gallagher AG, Roman SA, O'Brien MK, Bansal VK, Andersen DK, Satava RM. Virtual reality training improves operating room performance: results of a randomized, double-blinded study. Ann Surg. 2002; 236: 458-463.

［15］　Lee BR, Caddedu JA, Janetschek G, Schulam P, Docimo SG, Moore RG, Partin AW, Kavoussi LR. International surgical telemonitoring: our initial experience. Stud Health Technol Inform. 1998; 50: 41-47.

［16］　Caddedu JA, Kondraske GV. Human performance testing and simulators. J Endourol. 2007; 21: 300-304.

［17］　Rehring ST, Powers K, Jones DB. Integrating simulation in surgery as a teaching tool and credentialing standard. J Gastrointest Surg. 2008; 12: 222-233.

［18］　Subramonian K, Muir G. The 'learning curve' in surgery: what is it, how do we measure it and can we influence it? BJU Int. 2004; 93: 1173-1174.

［19］　Grantcharov TP, Kristiansen VB, Bendix J, Bardram L, Funch-Jensen P. Randomized clinical trial of virtual reality simulation for laparoscopic skills training. Br J Surg. 2004; 91: 146-150.

［20］　Abboudi H, Khan MS, Aboumarzouk O, Guru KA, Challacombe B, Dasgupta P, Ahmed K. Current status of validation for robotic surgery simulators - a systematic review. BJU Int. 2013; 111: 194-205.

［21］　Brown-Clerk B, Siu KC, Katsavelis D, Lee I, Oleynikov D, Stergiou N. Validating advanced robot-assisted laparoscopic training task in virtual reality. Stud Health Technol Inform. 2008; 132: 45-49.

［22］　Mukherjee M, Siu KC, Suh IH, Klutman A, Oleynikov D, Stergiou N. A virtual reality training program for improvement of robotic surgical skills. Stud Health Technol Inform. 2009; 142: 210-214.

［23］　Suh IH, Siu KC, Mukherjee M, Monk E, Oleynikov D, Stergiou N. Consistency of performance of robot-assisted surgical tasks in virtual reality. Stud Health Technol Inform. 2009; 142: 369-373.

［24］　Lallas CD, Davis JW, Members Of The Society Of Urologic Robotic Surgeons. Robotic surgery training with commercially available simulation systems in 2011: a current review and practice pattern survey from the society of urologic robotic surgeons. J Endourol. 2012; 26: 283-293.

[25] Kenney PA, Wszolek MF, Gould JJ, Libertino JA, Moinzadeh A. Face, content, and construct validity of dV-trainer, a novel virtual reality simulator for robotic surgery. Urology. 2009; 73: 1288-1292.

[26] Lendvay TS, Casale P, Sweet R, Peters C. Initial validation of a virtual-reality robotic simulator. J Robot Surg. 2008; 2: 145-149.

[27] Lendvay TS, Casale P, Sweet R, Peters C. VR robotic surgery: randomized blinded study of the dV-Trainer robotic simulator. Stud Health Technol Inform. 2008; 132: 242-244.

[28] Sethi AS, Peine WJ, Mohammadi Y, Sundaram CP. Validation of a novel virtual reality robotic simulator. J Endourol. 2009; 23: 503-508.

[29] Mehrabi A, Yetimoglu CL, Nickkholgh A, Kashfi A, Kienle P, Konstantinides L, Ahmadi MR, Fonouni H, Schemmer P, Friess H, Gebhard MM, Büchler MW, Schmidt J, Gutt CN. Development and evaluation of a training module for the clinical introduction of the da Vinci robotic system in visceral and vascular surgery. Surg Endosc. 2006; 20: 1376-1382.

[30] Hanly EJ, Marohn MR, Bachman SL, Talamini MA, Hacker SO, Howard RS, Schenkman NS. Multiservice laparoscopic surgical training using the daVinci surgical system. Am J Surg. 2004; 187: 309-315.

[31] Vlaovic PD, Sargent ER, Boker JR, Corica FA, Chou DS, Abdelshehid CS, White SM, Sala LG, Chu F, Le T, Clayman RV, McDougall EM. Immediate impact of an intensive one-week laparoscopy training program on laparoscopic skills among postgraduate urologists. JSLS. 2008; 12: 1-8.

[32] Udomsawaengsup S, Pattana-arun J, Tansatit T, Pungpapong SU, Navicharern P, Sirichindakul B, Nonthasoot B, Park-art R, Sriassadaporn S, Kyttayakerana K, Wongsaisuwan M, Rojanasakul A. Minimally invasive surgery training in soft cadaver (MIST-SC). J Med Assoc Thai. 2005; 88: S189-S194.

[33] Sharma M, Horgan A. Comparison of fresh-frozen cadaver and high-fidelity virtual reality simulator as methods of laparoscopic training. World J Surg. 2012; 36: 1732-1737.

[34] Zorn KC, Gautam G, Shalhav AL, Clayman RV, Ahlering TE, Albala DM, Lee DI, Sundaram CP, Matin SF, Castle EP, Winfield HN, Gettman MT, Lee BR, Thomas R, Patel VR, Leveillee RJ, Wong C, Badlani GH, Rha KH, Eggener SE, Wiklund P, Mottrie A, Atug F, Kural AR, Joseph JV, Members of the Society of Urologic Robotic Surgeons. Training, credentialing, proctoring and medicolegal risks of robotic urological surgery: recommendations of the society of urologic robotic surgeons. J Urol. 2009; 182: 1126-1132.

[35] Macafee DA. Is there a role for mentoring in Surgical Specialty training? Med Teach. 2008; 30: e55-e59.

[36] Hanly EJ, Miller BE, Kumar R, Hasser CJ, Coste-Maniere E, Talamini MA, Aurora AA, Schenkman NS, Marohn MR. Mentoring console improves collaboration and teaching in surgical robotics. J Laparoendosc Adv Surg Tech A. 2006; 16: 445-451.

[37] O'Leary DP, Corrigan MA, McHugh SM, Hill AD, Redmond HP. From theater to the world

wide web-a new online era for surgical education. J Surg Educ. 2012; 69: 483-486.

[38] Knapp H, Chan K, Anaya HD, Goetz MB. Interactive internet-based clinical education: an effi cient and cost-savings approach to point-of-care test training. Telemed J E Health. 2011; 17: 335-340.

[39] Roshier AL, Foster N, Jones MA. Veterinary students' usage and perception of video teaching resources. BMC Med Educ. 2011; 11: 1-13.

[40] McDougall EM, Corica FA, Chou DS, Abdelshehid CS, Uribe CA, Stoliar G, Sala LG, Khonsari SS, Eichel L, Boker JR, Ahlering TE, Clayman RV. Short-term impact of a robot-assisted laparoscopic prostatectomy 'mini-residency' experience on postgraduate urologists' practice patterns. Int J Med Robot. 2006; 2: 70-74.

[41] Eliyahu S, Roguin A, Kerner A, Boulos M, Lorber A, Halabi M, Suleiman M, Nikolsky E, Rispler S, Beyar R. Patient safety and outcomes from live case demonstrations of interventional cardiology procedures. JACC Cardiovasc Interv. 2012; 5: 215-224.

[42] Duty B, Okhunov Z, Friedlander J, Okeke Z, Smith A. Live surgical demonstrations: an old, but increasingly controversial practice. Urology. 2012; 79: 1185.e7-11.

第十章 微创外科的远程培训

Cavit Avci and Levent Avtan

引言

远程通信和计算机技术取得了长足的发展，为微创外科（MAS）教育和培训提供了更多的可能性。

本章的内容主要包括了远程培训在MAS中的多种应用。第一部分首先对远程医学进行概述，然后介绍远程会议、远程辅导和远程手术在MAS远程培训中的作用。第二部分是作者自己的经验总结。

远程医疗

远程医疗的定义有很多，但最常用的是由美国胃肠和内镜外科医师协会（The Society of American Gastrointestinal and Endoscopic Surgeons，SAGES）提出来的："不依靠直接的医生—患者或医生—学生的互动，而是借助于远程电子设备，通过交互式的音视频通信系统而进行的医学和/或医学教学实践"[1]。

现在，随着远程通讯、计算机技术和低成本视频会议设备的发展，远程医疗变得更加简单和便宜。作为一种传播医学知识的手段，远程医疗在当前的外科实践中被用于培训和教育，包括在全球范围内的图像传播和视频直播。远程医疗有着积极的作用，并且具有很大优势，特别是通过远程教育可以节省大量的时间成本和差旅成本。它可以向偏远的乡村地区提供医疗—手术的专业知识，通过先进的通信系统消除距离障碍。互联网在当前远程医疗的应用中发挥了重要的作用。过去的20年中，即时视频和通讯的高速宽带互联网终端的出现，为发展MAS的远程培训提供了可能性。

在当前的实践中，远程医疗可分为两种：同步的和非同步的。

非同步远程医疗，即"存储并转发"，主要用来向远处传播数字图像（例如X线，MRI等）。而同步远程医疗，则是"实时"通过视频会议和患者监护技术，或是两者的结合，直接提供医疗服务、咨询和协作。

远程医疗在今天的MAS训练中有3类应用较广泛：远程会议（视频会议）、远程辅导和远程手术。

MAS远程会议

目前远程会议在医疗界很受欢迎，乡村地区与距离较远的医院之间通过非同步传输影像和病理图像，就可以获得专业的意见和准确的诊断。1962年，DeBakey[2]举办了第一次国际医学视频会议，在美国休斯敦演示开放心脏手术，通过卫星传输，瑞士日内的医生可以实时观摩这场主动脉瓣置换术。

随着技术的进步，远程会议在MAS教育和培训中的使用变得越来越有用、高效和便捷。为了成功举办条件良好的传统和/或MAS的远程会议，技术人员应该保证高质量图像和音频的传输，并且满足外科专家的需要。国际电信联盟（ITU）制定了视频会议设备的几个技术标准：音频、视频、并视频流和数据加密做了明确规定，同时，根据这些标准，对患者的安全、保密和隐私也加以设定[3]。视频会议的数据传输有四种方法：综合业务数字网（ISDN）、卫星通信、基于互联网协议（IP）的通信、移动电话（3G和4G/LTE）。

现在，随着技术进步和网络基础设施的发展，几乎每台个人电脑都能够满足基本视频会议的需求，并且成本低，质量高。目前，它被推荐用于教授MAS新的手术技术，特别适用于偏远地区且获得继续教育机会不多的外科医生。

MAS远程指导

"手术远程指导"是指外科专家通过远程设备对不同地区经验不足的医生进行指导。随着外科技术的不断发展，它在MAS中发挥着重要作用。许多追求上进的外科医生意识到自己需要不断地学习这些新进展和新技术，但由于疲于应付眼前的工作，很少有时间接受再培训或利用休假的时间学习新的技能，而这些新技能却是开展新的或复杂的工作所需的。学习一项新的腹腔镜手术技术是及具挑战性的。熟练掌握新技术的理想方法是先观摩经验丰富的外科医生现场操作，然后在其指导下进行实践训练。然而，外科医生提供的现场指导不可能是随时随地就能获得的。因此，远程指导就可以作为MAS训练的一个非常有效的解决方案。通信系统和互联网的发展让远程指导成为现场指导之外的一个可行的替代选择。

技术问题

远程指导需要运行局域或广域网的连接。局域网（LAN）在医院、医科

系统使用TCP和/或UDP双向通信，并要求出站HTTP访问连接到In Touch Health的服务器。VISITOR1™系统采用RSA公钥/私钥和128位AES对称加密的组合来进行加密。

Sereno等进行了一项成功的实验，使用的是远程通信机器人的早期版本RP-6（RP-7的前身）[16]。他们使用了两种辅导方法：一是"主动上门辅导"，二是"被动上门辅导"。他们注意到，现场辅导的实践培训课程，是腹腔镜手术优秀的教学手段。然而，由于需要医生在现场，使得该方法受费用、时间和地域的限制。使用无线视频会议的移动机器人的远程机器人指导可以作为当地培训的一种替代方法。

Bogen等在其所在的部门进行了几次成功的试点实验，他们使用一个低廉的远程辅导（telementoring）样机——基于家用个人电脑和平板电脑，通过互联网进行远程辅导[17]。他们的软硬件解决方案使他们能够直接从腹腔镜镜头中捕捉到图像，并可以实时进行不同的图像处理。依照并遵守1996年的《健康保险可携性和问责法案》（HIPAA），以及《隐私、安全和违规通知规章制度》，该软件提供了一个安全的平台。这项技术在所有腹腔镜相关领域都是可转换和可重复的，例如，机器人手术和内镜。到目前为止，他们在结肠直肠外科（经腹–会阴联合切除术）、在泌尿外科（肾上腺切除术，肾固定术和机器人辅助前列腺切除术）中均成功地进行了远程指导。

远程手术

远程手术是指外科医生远离患者进行的手术。远程手术的历史可以追溯到在腹腔镜手术的首次商业应用。

当AESOP™（优化定位的自动内镜系统）最初被引入并仅用于引导腹腔镜时，外科医生可以手动或使用远程手控或脚控开关来控制机器人手臂。后来的版本经过升级，并配备了语音控制系统。尽管语音控制的用途与"远程图解"相关，它的发展最终让路给了复杂的三臂机器人技术，该技术将操纵机器手臂的仪器整合其中。AESOP™的制造商，Computer Motion（有限）公司后来于1998年向市场推出了三臂的宙斯（ZEUS™）机器人系统。同时，Intuitive Surgical（Sunnyvale，California）发布了另一款三臂手术机器人，达芬奇（da Vinci）机器人，是采用美国国家航空和航天局（NASA）的技术发展而来。宙斯和达芬奇机器人（CA）的出现为远程手术提供了可能性[18]。

首例横跨大西洋的机器人手术

2001年，Marescaux等使用宙斯系统实施了一例横跨大西洋的机器人辅助胆囊切除术（Lindbergh手术），从而拓展了远程手术的类型[19]。外科医生和控制台位于纽约，患者和效应臂则位于法国的斯特拉斯堡。手术采用异步传输模式

（ATM）技术，通过高速电缆网络连接带宽为10 Mb/s的光网建立了联系。这些连接仅限于运行往返距离为14 000公里的程序。虽然有一个155 ms的延迟，但腹腔镜胆囊切除术仍然在54 min以内完成了。应该指出的是，尽管视听交互和机械手运动是通过跨大西洋连接进行的，但是应用"电刀"解剖胆囊、调整钳子、建立戳孔、关闭戳孔，必须由执行助手在远程手术室内进行。腹腔镜胆囊切除术是一个比较简单的腹腔镜手术，可以由远程外科医生安全的完成。虽然这一次手术的花费是天文数字，但它表明，"现实世界"的长途远程手术也是可行的。如果滞后时间可以控制在155 ms以内，外科医生就可以在家进行手术操作，不论患者是在战场上还是在千里之外。

目前，大部分已发表的关于机器人辅助手术的文献，使用的都是达芬奇系统，因为它是目前唯一的商业化的手术机器人系统。

远程医疗

尽管远程指导和远程手术存在诸多优势，但也仍然存在许多技术上的和伦理方面的问题。

费用限制和潜在费用

远程指导需要安全高速的网络连接，以在培训师和实际操作端之间提供高质量的视频和音频交流。其中的一个缺点是初装成本，以及耗材和维护费用。购买远程通讯系统和安装连接线缆的成本相对较高，而从电信公司租用线路的花费最终将超过初始费用。连接本身的可靠性也是一个问题，因为在操作过程中，在关键阶段丢失网络连接可能会带来灾难性的后果。另一个问题是，远程指导需要一个最佳的滞后时间（数据包从源头到目的地所需要的时间），理想情况下，滞后时间不应超过700 ms。较长的延迟时间会使培训师看到的操作视频极度滞后，并且可能成为实时视频会议的主要阻碍。

伦理和医学法律方面的考虑

当某个地方的外科医生为另一个边远地区不同机构或国家的患者进行手术的时候，一些棘手的伦理和医学法律问题便出现了。外科医生或医疗机构的外科保险政策通常是具体到一个国家、地区或州。此外，在一台远程指导的手术过程中，在远程手术室中的那些仅拥有初级医疗资质的外科医生就是现场唯一的责任医生，指导的外科医生只是远程提供建议和专业意见。在目前情况下，下面这些医学法律问题并没有最终答案：谁承担最主要的医疗法律责任，现场的外科医生还是经验丰富的培训师？什么组织、社会或个人决定谁具有认证培训师的资格？如果远程通讯系统失灵了怎么办？也许解决这些问题在未来得通过国际机构来完成，那时远程医疗将充分发挥其潜力。

远程会议和远程指导MAS的经验

MAS课程和远程会议

近年来，我们在伊斯坦布尔大学（IU）已经积累了一些远程教育的经验，这所大学是土耳其视频内镜手术和远程教育的发源地。伊斯坦布尔大学继续医学教育和研究中心（ISTEM）是远程医疗、电话会议和远程指导等许多教学活动和工作的中心。从1991年以来，视频内镜（腹腔镜、内窥镜）手术的常规训练课程由ISTEM与土耳其内镜腹腔镜手术协会（ELCD）合作组织。20多年来，我们已经培训了上千名MAS外科医生，并获得由欧洲内镜手术协会（EAES）颁发的证书。在腹腔镜课程中进行的外科手术通过远程会议系统从手术室传送到观摩室。因此，所有在观摩室的学员者均可以实时观摩现场手术，并与外科医生进行交流讨论。有时，我们还通过互联网向注册远程会议课程的医生播放了这些视频。

住院医生培训计划的远程会议

我们也利用远程会议在与伊斯坦布尔大学相距7公里的两所医学院之间交流各个学科的知识和专家意见。一些每周例行的职员会议或不定期的住院医生学术会议也通过远程会议举行。音频视频演示和讨论都是实时和互动的。我们还曾使用远程会议与位于伊斯坦布尔或土耳其其他地区的附属教学医院进行交流。

国际远程会议

在土耳其积累了足够的远程会议经验之后，我们决定通过一个多国参与的项目向国际推广远程教育。主要目的是促进关于视频内镜手术知识的国际间交流，并建立一个通过宽带互联网接入的高画质移动图像外科网络。为了实现这一目标，我们于2009年创立了远程手术平台。这是一个免费的外科在线培训、教育和交流的平台，特别是手术视频的获得。它是由位于伊斯坦布尔的ISTEM团队创建，并由"国际教育和发展委员会"管理。其主要目标是与欧洲主要科学组织和优秀的中心合作，传播医学—外科学知识。我们选择了一个低带宽的互联网系统，这样可以保证视频音频在线远程传输的质量以及在线学习互动的需要。

网络

我们通过医院网络连接手术室和会议室，该网络将连接到我们的便携式无线直播视频/音频传输系统（IMD）中，或通过特殊的转换软件与个人电脑相连。我们通常使用媒体实况解码器（Adobe Flash Media Live Decoder）将数字视频信号直接转换为IP格式。有时使用数字视频传输系统（DVTS），这是一种主要由亚洲太平洋远程医疗小组通过因特网发送和接收数字视频而使用的软件[20]。它是一个开源的免费软件，可以从网站下载。我们最近使用更多的是视频（Video），这是另一种新的电视会议系统[21]。视频音频的内容是通过专用的宽带连接发送到我们的主服务器，然后分发给各个接收器，网速至少每秒1~2 MB（图10.1）。外科医生必须事先注册获得我们提供的访问代码之后才能通过标准电脑和基本因特网连接使用。使用此代码，他们能够很容易地连接到手术室和会议室，从而实时观看手术，甚至可以通过电话相互交流。

　　以低带宽的网络为基础的远程医疗既有效又便宜。偏远地区的外科医生，特别是那些资源有限的医生，可以通过电脑实时观看视频内镜课程、会议和现场手术，并能随时交流。

布鲁塞尔的ESLS会议以及与MMESA的合作

　　位于布鲁塞尔圣皮埃尔大学医院的欧洲腹腔镜手术学校（ESLS）是欧洲最老牌和最著名的腹腔镜手术学校之一。布鲁塞尔的ESLS和伊斯坦布尔的ISTEM&ELCD使用远程网络外科平台举办了一个关于远程培训和远程教学的会议。通过此次会议，我们与地中海和中东内镜手术协会（MMESA）在MAS相关的播放课程、大会或教育培训班建立了伙伴关系，由我们自己或欧洲和中

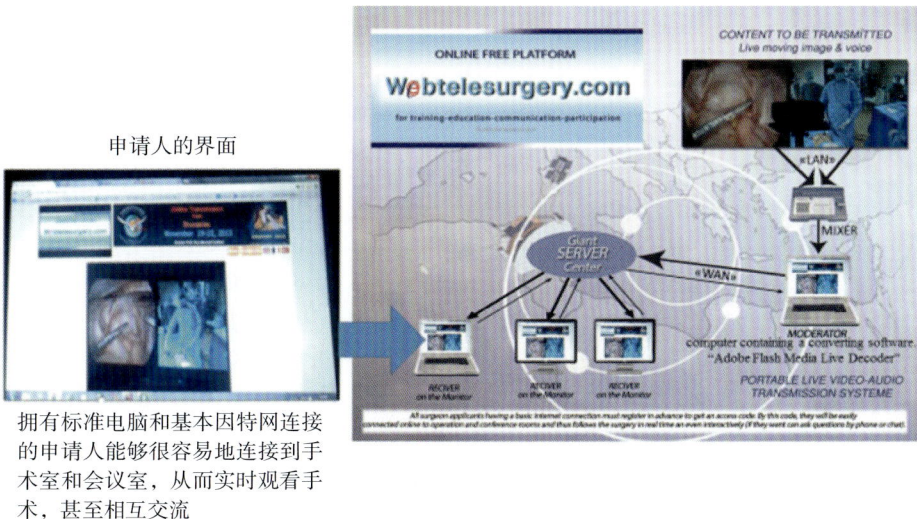

申请人的界面

拥有标准电脑和基本因特网连接的申请人能够很容易地连接到手术室和会议室，从而实时观看手术，甚至相互交流

图10.1　网络配置

一个视频手术课程的在线播放系统"webtelesurgery.com"。

东著名的团队主办。MMESA包括地中海和中东地区36个国家，它是一个开放的组织，非洲，黑海地区或中亚的其他国家也可以加入这个项目。

ESLS每年定期在布鲁塞尔圣皮埃尔大学医院组织15~17次高级的腹腔镜课程（内容包括综合、减重、结直肠、疝修补、经口内镜和护理）。

ISTEM-ELCD团队还在伊斯坦布尔举办培训班和教育会议。5年来，我们通过webtelesurgery平台向世界转播了一些课程和活动，特别是针对MMESA成员国家。这些课程和活动都是免费的，许多外科医生，特别是发展中国家的医生可以非常容易地通过网络加入课程，而且成本很低，只需要一台电脑和基本的互联网。早期声音和图片质量方面的技术难题已经得以解决。

会议的现场广播

近几年来，由于我们的便携式电话会议系统的出现，我们在法国和北非的法语国家进行了多次会议实况转播。1998年、1999年以及2001年由法国腔镜外科协会（SFCL）举办的会议"MESH"使用我们的电话会议系统，通过因特网播送到马格里布国家。[译者注：马格里布（Maghreb）国家，是指位于非洲西北部地区摩洛哥、阿尔及利亚、突尼斯和利比亚等国的总称，11世纪开始曾是摩洛哥皇室的领地。19世纪以后，摩洛哥、阿尔及利亚和突尼斯先后沦为法国殖民地。直到第二次世界大战后，这些国家才逐渐摆脱法国控制而获得独立。1989年，摩洛哥、阿尔及利亚、突尼斯和利比亚联合成立阿拉伯马格里布联盟，其后毛里塔尼亚也加入该联盟。]阿尔及利亚、突尼斯和摩洛哥的许多外科医生通过电话或Skype连接并远程参与了该会议。

在2008和2009年，在法国图卢兹大学举办的消化系统手术录像论坛被传送到法语国家。2011年，又在法国里昂举行了两次腹腔外科大会。

土耳其和阿塞拜疆之间的手术视频直播

2014年，ELCD团队在伊斯坦布尔大学医院举办了直播减肥手术课程，并通过因特网向位于阿塞拜疆首都的巴库大学转播（图10.2）。在伊斯坦布尔ISTEM会议室的22名土耳其外科医生和上百名阿塞拜疆外科医生在线参加了该会议。手术室和伊斯坦布尔ISTEM会议室之间的视频和音频连接是由医院内的局域网（LAN）完成。课程内容的重新传输（手术直播和讨论）则是通过因特网，使用我们的"webtelesugery.com"远程会议系统实时进行。

从巴库返回到伊斯坦布尔的视频和音频通过Skype进行传输。虽然延时较长，但画面和声音的质量还是令人满意的。伊斯坦布尔和巴库之间的远程医疗经验鼓舞着我们继续通过远程医疗和其他土耳其语国家进行合作。

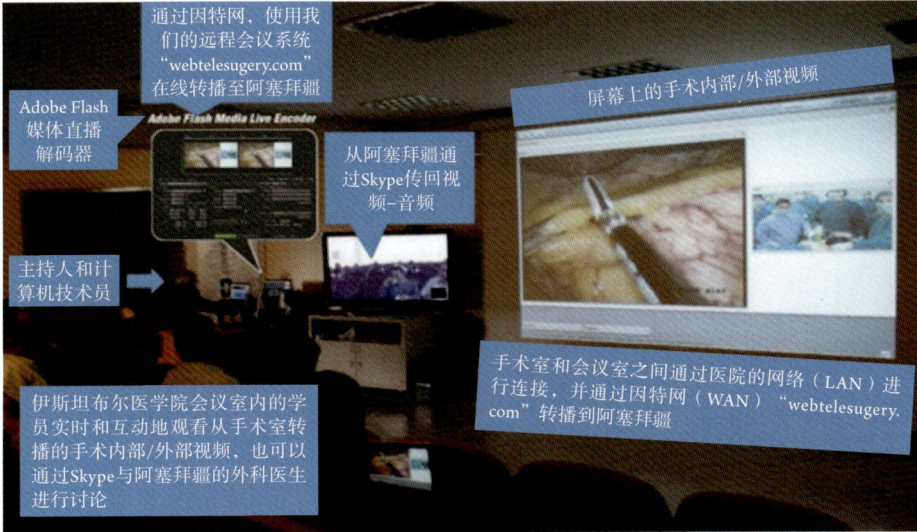

图10.2　土耳其和阿塞拜疆之间的视频手术课程转播

我们进行MAS远程指导的经验

　　我们通过不同的方法来进行远程指导，取决于双方所处的地理位置是近（住院医生培训项目的区域性远程指导）还是远（国家培训项目的远程指导）。安装、准备和远程连接也稍有不同。

住院医生培训计划中的区域性远程指导/远程图解

　　我们经常在医院里使用区域性远程指导来培训我们的住院医生和年轻的外科医生。当然，直接在手术室辅导经验较少的外科医生效果更好，但在目前的实践中，由于有经验的外科医生非常繁忙并且还有其他的教学任务，这一指导是不可能实现的。因此，在大学和非学术型教学医院进行远程指导非常有效并值得推荐，可以作为外科住院医生培训的一种补充的方法。如果我们不能在手术室帮助没有经验的外科医生，可以从办公室通过在线的方式进行培训，通过图像看到手术的结果，如果必要的话还可以通过远程指导和远程图解来帮助他们。通过医院局域网进行远程连接相对容易和有效。这一简单和低成本的远程指导只需要一台标准的个人电脑，装上一个媒体播放器（Aver Media Player card）、一个免费的媒体直播解码器（Adobe Flash Media Live Encoder 3）和一个平板电脑就可以进行（图10.3）。

　　在手术室，所有必要的视频会议设备必须经过测试，以避免在远程指导期间出现故障。培训师和手术医生最好能戴着耳机和麦克风连接到音频视频

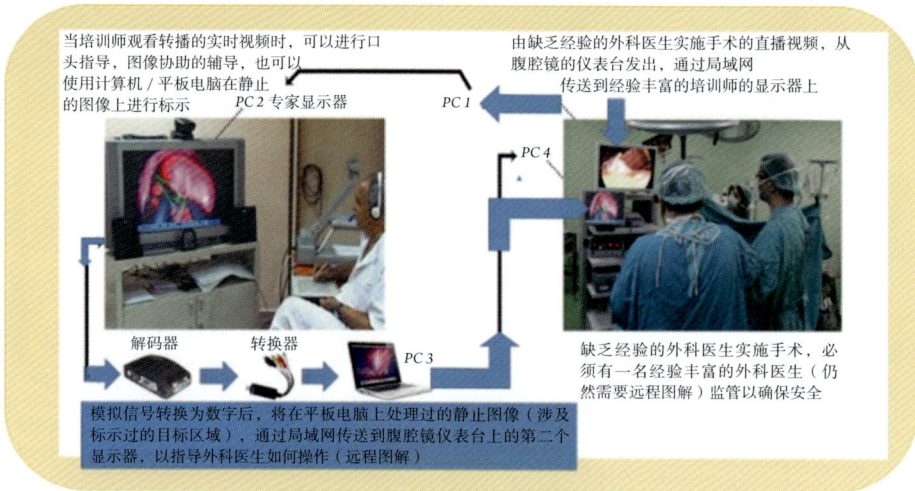

当培训师观看转播的实时视频时，可以进行口头指导，图像协助的辅导，也可以使用计算机／平板电脑在静止的图像上进行标示

由缺乏经验的外科医生实施手术的直播视频，从腹腔镜的仪表台发出，通过局域网传送到经验丰富的培训师的显示器上

PC 2 专家显示器　　PC 1

PC 4

解码器　　转换器　　PC 3

模拟信号转换为数字后，将在平板电脑上处理过的静止图像（涉及标示过的目标区域），通过局域网传送到腹腔镜仪表台上的第二个显示器，以指导外科医生如何操作（远程图解）

缺乏经验的外科医生实施手术，必须有一名经验丰富的外科医生（仍然需要远程图解）监管以确保安全

图10.3　远程指导示意图（远程图解培训住院医生的示意图）

混合器控制台，以减少背景噪音和提高语音清晰度。在手术室的腹腔镜仪表台和计算机之间通过S-视频端子进行连接。视频音频内容通过局域网从培训师的个人电脑传输到局域网内的平板电脑。培训师在他的办公室观看实时视频操作的时候，可以轻松地通过计算机鼠标上的光标或平板电脑的电子笔进行口头指导或视频指导。他还可以把平板电脑当成工具以实现远程图解，以加强口头指导的效果。在手术的关键环节，培训师可以使用平板电脑的电子笔在静止图像上进行标示，并将此图像发送到腹腔镜仪器台的第二台显示器上，以指导外科医生学员。来自腹腔镜显示器或外部摄像机的模拟图像可转换为计算机上的数字图像。

在我所在的伊斯坦布尔医学院医院，远程指导已成为一个补充的训练方式，在普通外科等外科学科，特别是腔镜手术（内镜腹腔镜、胸腔镜、关节镜等）等方面用于培训我们的外科医生。另一方面，在大学的继续医学教育课程（CME）中，我们也使用远程指导进行远程学习。

国家培训项目的远程指导

我们有时会对参加常规视频手术课程的外科医生进行远程指导，这些课程要求学员在第一次手术时，就能使用课程中学到的技术来进行操作。如果他/她在现场没有经验丰富的同事可以指导这项技术，我们建议采用远程指导的形式。

我们还会使用远程指导协助乡村地区没有经验的外科医生/实习生，特别是当引进一项新的技术时，年轻的外科医生在当地很少有培训师可以提供指导。ELCD有超过1 200名成员。当一个距离较远的成员在学习新技术或遇到困难病例而需要帮助与紧急情况下需要会诊时，该组织中经验丰富的成员将会通过远程指导来提供帮助。

总结

远程医疗有着积极作用，并且有显著的优势，特别是在远程学习和远程教育方面，大大地节省了时间和出行费用。先进的远程通信和信息系统，特别是互联网的使用、实时视频和信息技术，为MAS的远程培训提供了可能性。

随着技术的改进，在MAS的教育和培训中使用远程会议将变得越来越容易。今天，所有的外科医生，特别是偏远地区的医生可以享受通过因特网传播的各种卓越学术机构或中心举办的视频会议，只需一台个人电脑和互联网就能满足所有需求。

远程手术是远程指导的高级领域，并以手术机器人为代表。如今的机器人辅助远程手术由于技术原因应用范围有限，但它在未来的远程指导和远程训练中具有潜在的价值。

参考文献

[1] Guidelines for the Surgical Practice of Telemedicine. This statement was reviewed and approved by the Board of Governors of the Society of American Gastrointestinal and Endoscopic Surgeons(SAGES)on Oct 2010. publications@sages.org.

[2] Augestad KM, Lindsetmo RO. Overcoming distance: videoconferencing as a clinical and educational tool among surgeons. World J Surg 2009; 33: 1356-1365[PMID: 19384459; doi: 10.1007/s00268-009-0036-0].

[3] ITU: Committed to connecting the world[Internet]. itu.int[cited 2013 Feb 26]. Available from: URL: http://www.itu.int/en/pages/default.aspx.

[4] Challacombe B, et al. Technology Insight: telementoring and telesurgery in urology. Nat Clin Pract Urol. 2006; 3(11): 611-617.

[5] Moore RG, Adams JB, Partin AW, Docimo SG, Kavoussi LR. Telementoring of laparoscopic procedures: initial clinical experience. Surg Endosc. 1996; 10(2): 107-110.

[6] Schulam PG, et al. Telesurgical mentoring. Initialclinical experience. Surg Endosc. 1997; 11: 1001-1005.

[7] Lee BR, et al. International surgical telementoring: our initial experience. Stud HealthTechnol Inform. 1998; 50: 41-47.

[8] Ranshaw B, Tucker J, Duncan T. Laparoscopic herniorrhaphy: a review of 900 cases. Surg Endosc. 1996; 10: 255.

[9] Cubano M, Poulose BK, Talamini MA, Stewart R, Antosek LE, Lentz R, et al. Long distance telementoring. A novel tool for laparoscopy aboard the USS Abraham Lincoln. Surg Endosc. 1999; 13(7): 673-678.

[10] Micali S, Virgili G, Vannozzi E, Grassi N, Jarrett TW, Bauer JJ, Kavoussi LR. Feasibility of telementoring between Baltimore(USA)and Rome(Italy): the fi rst fi ve cases. J Endourol. 2000; 14(6): 493-496.

[11] Vitor da Silva, Telementoring and telesurgery: future or fi ction? Source: Robot surgery, Book edited by: Seung Hyuk Baik, ISBN 978-953-7619-77-0, p. 172, January 2010, INTECH, Croatia, downloaded from SCIYO.COM.

[12] Rodrigues Netto Jr N, et al. Telementoring between Brazil and the United States: initial experi-ence. J Endourol. 2003; 17: 217-220.

[13] Schlachta CM, Lefebvre KL, Sorsdahl AK, Jayaraman S. Mentoring and telementoring leads to effective incorporation of laparoscopic colon surgery. Surg Endosc. 2009; 24(4): 841-844.

[14] RP-7 Remote Presence System, INTOUCH HEALT, Santa Barbara, California. 805.562.8686. www.intouchhealth.com.

[15] Marttos et al. Surgical telepresence the usability of a robotic communication platform. World J Emerg Surg. 2012; 7(Suppl 1): S11. http://www.wjes.org/content/7/S1/S11.

[16] Sereno S, Mutter D, Dallemagne B, Smith CD, Marescaux J. Telementoring for minimally invasive surgical training bywireless robot. Surg Innov. 2007; 14: 184-191[PMID: 17928617. doi: 10.1177/1553350607308369].

[17] Bogen EM, Augestad KM, Patel HRH, Lindsetmo RO. Telementoringin education of laparo-scopic surgeons: an emerging technology. World J Gastrointest Endosc. 2014; 6(5): 148-155.

[18] Challacombe BJ, et al. Trans-oceanic telerobotic surgery. BJU Int. 2003; 92: 678-680.

[19] Marescaux J, Leroy J, Gagner M, Rubino F, Mutter D, Vix M, et al. Transatlantic robot-assisted telesurgery. Nature. 2001; 413(6854): 379-380.

[20] Shimizu S, Nakashima N, Okamura K, Tanaka M. One hundred case studies of Asia-Pasifi c telemedicine using a digital video transport systeme over a research and education network. Telemed J E Health. 2009; 15: 112-117.

[21] Cao Duc Minh, Shuji Shimizu, et al. Emerging technologies for telemedicine. Korean J Radiol. 2012; 13(Suppl 1): S21-S30.

第十一章 微创外科的评估与资格鉴定

Howard Champion and Abe Fingerhut

概述

　　自从20多年前出现以来，微创手术（minimal access surgery，MAS）因为具有手术切口小、术后恢复快的优势，所以需求量日益增加[1]。根据毕业生医学教育鉴定委员会（ACGME）的一项数据显示，1997—2010年，由已结业的外科住院医生完成的初级和高级腹腔镜手术（阑尾切除术、胆囊切除术、疝修补术和结肠切除术）的数量平均增长约1/3[2]，开腹手术的数量则同比下降了45%[2]。

　　20世纪90年代中期，MAS的快速发展逐渐引起媒体对手术中医疗失误的关注[3]，1995年佛罗里达州外科医生错误截肢的事件[译者注：1994年2月，佛罗里达州的一名外科医生在对一名糖尿病患者实施截肢手术时，错误地截去了健康的左侧小腿。事后，医院向该患者赔偿90万美元。医生个人赔偿25万美元，并于1995年8月被吊销执照。]，更是激起了舆论对MAS安全性的广泛讨论[4]。与此同时，因为公众对手术所致的高死亡率的质疑，英国布里斯托尔皇家医院已开展了十年之久的儿科心脏手术最终被叫停。2000年，由美国国家国家科学院医学研究所发布名为《正视医疗中的人为失误》（ *To Err is Human* ）的报告[6]，重点关注美国致死性医疗失误广泛存在的现状，并指出了提高医疗服务质量、降低医疗风险的迫切需求。报告认为，当务之急是找到更好的培训模式和客观的评价系统，进而杜绝出现学员在患者身上练习的情况。报告特别提出，应在医生执业生涯的4个节点对其进行能力评估，即：开始执业时、技能维持中、重新执业时和纪律处分之后[7]。报告建议这一模式要由国家介入管理，以具有足够的权威性来确保临床医生能够具备执业所需的技术和非技术性能力。

　　MAS和开放性手术的之间存在着明显的技术差异，大家普遍认为精通MAS

技术需要面临更为复杂的挑战。其中包括对手眼协调性的要求，因为图像视觉定位是平面二维模式，却要在三维立体环境下进行手术操作。20世纪90年代中期，对腹腔镜胆囊切除术失误案例的研究证实[8-10]，MAS的学习过程存在一条学习曲线，这条曲线至少在一定程度上是由于"接受的训练不足以在思维和操作方面掌握这项新技能"[3]所造成。Kumar和Gill[11]指出"腹腔镜技术并非天生就会，只能通过实践训练不断学习才能掌握。"他们举了肾脏切除术的例子：即便是具备丰富开放手术经验的外科医生，刚开始操作微创外科手术也存在较高的并发症发生率，但随着手术次数增多，并发症的发生率逐渐下降。Secin等在一项包含了由51位外科医生主刀的1 844例腹腔镜前列腺切除术的国际多中心研究中发现[12]，当病例数为200~250例时，学习曲线将进入平台期。作者特别指出，该学习曲线根本不受术者是否具有开放手术经验的影响。由此作者认为，"专门的腹腔镜训练经验"是熟练掌握该技能的必然要求[13]。

"腹腔镜手术所需的专业技术能力和传统开放手术有本质上的不同——这点毫无疑问——处于腹腔镜技术学习期的外科医生进行腹腔镜手术耗时更长，并发症的发生率也更高[13]。"

为什么需要评估？

传授和评估MAS基本技能的方法有很多。如今，这些方法无一例外都涉及模拟装置，从实体操作系统，如应用于腹腔镜手术基础项目（FLS）的McGill无生命腹腔镜技能培训评估系统（MISTELS）[15]，到虚拟现实（VR）模拟器，都是对实际情境的模拟。尽管Stefanides等提到[16]，"具体类型的模拟器怎样对应具体的情境或学员尚未明确"。但只要是模拟训练，不论是否与医学相关，都有助于促进操作程序的标准化。学员也能够通过反复训练直至熟练掌握，并及时得到操作表现的反馈。VR模拟对MAS的表现的促进作用已被证实。2002年的一项随机、双盲研究表明，接受VR模拟训练可以显著提高住院医生腹腔镜胆囊切除术的表现[17]。另一项调查显示，接受VR模拟培训的初级学员，在向中级水平过渡阶段中，腹腔镜输卵管切除术的水平提高更多，手术时间也可缩短12~24 min[8]。最近的研究证实了这些发现，医生通过VR模拟学习获得的技能可直接提高其手术室中的实际操作水平[18-19]。

大多数普外科住院医生实习期间应该掌握腹腔镜探查、腹腔镜胆囊切除术和腹腔镜阑尾切除术等初级腹腔镜手术操作技能，选择性掌握如食管抗返流手术、腹股沟或腹部疝修补术、结直肠手术、胃肠道切除术和供体肾切除术的高级腹腔镜手术[14]。

显然，掌握高级MAS技能比基本MAS更具有挑战性，而掌握它很大程度上需要进行反复练习[20]。然而，部分住院医生因为病例数不足，缺乏高级MAS手术的训练机会。目前，腹腔镜专科医生培训为解决这一问题已取得一定进展[21]。

　　模拟训练或许是熟练掌握高级MAS技术的最有效方法。它最大的优点就是不用担心手术失败所导致的后果，还有产生Gallagher等所谓的"被训练过的新手"[22]。这一点对MAS这样的专业尤其重要，它颠覆了"看一个，做一个，教一个"的至理名言，使得学习腹腔镜技术可以从"做"开始。因为只有让学员亲手操作，而不是观察，才能有效地传授必备的技术[23-26]。例如，只有在结构化、量化的评价系统下反复练习，才能熟练地在腹腔镜下打结[27]。"熟能生巧"的老生常谈在腹腔镜训练中已被再三验证。然而在其他医疗／外科领域，正如专家K. Anders Ericsson所说，如果要真正掌握专业技术，必须要进行刻意的练习[28-30]。

　　这种培训手术任务和基本技能的创新性模拟装置，通过重复的，监督下的挑战，从而更好地检测、分析潜在的手术失误。基于模拟器的课程通过客观手段评估学员技能的获取和维持，进而减少失误，积累手术经验。通过此类课程的学习，学员能学到一定程度的专业知识，有助于他们在住院医生期间及以后的临床工作中提供高质量的医疗服务[20]。

　　和其他的外科培训一样，MAS培训在标准化、获取方式和评估等方面还有提升空间。一份面向美国外科住院医生培训项目主管的调查（38%回复率，N=95）产生了迥然不同的结果（只有一半的项目有专门的MAS轮转）。由此作者认为，有必要提供更多的MAS培训机会[31]。

评估由什么构成?

评估的组成部分

　　据南佛罗里达大学高级医学学习和模拟中心（CAMLS）研究主任介绍（Janis Cannon-Bowers，博士，私人会谈，2012年8月16日），有效的外科技能培训评估可以采用1976年修订后的柯氏四层评估模型（Kirkpatrick's hierarchy）（反应、学习、行为表现，结果）来进行。这个广泛用于工业和军事领域的模型，由培训前评估、反应/动机、学习、培训表现、培训迁移和组织绩效等部分组成（表11.1）。

培训前评估

　　培训前评估在于评价学生是否在认知或情感上做好接受培训的准备，包括资质（认知能力和身体状态）、知识储备（已有的知识和经验）和态度（动机和培训手段）。这种评估方式根据具体需求，指导补充和删减培训内容（使培训可以较为顺利地开展）。

表11.1 外科培训有效性的分层评估模型

评价内容	培训有效性的决定因素
培训前评估	明确学员对培训收益是否有合理的期望 指导是否需要在培训前进行补充培训
反应	取决于学员是否享受培训过程 取决于学员是否认为培训对其发展有价值 取决于学员是否具备高度的自我效能
动机	取决于该系统是否有内在的驱动价值
学习	取决于是否有合适的学习机会
培训表现（行为）	取决于是否能证明精神运动技能、精神运动流畅度、决策和压力转移等能力已被掌握。
学习迁移	取决于经过模型评估，培训内容在实践应用中是否达到预期效果
结果	取决于培训的投资是否能得到合理的回报（即停止或大量减少活体组织的使用）

反应/动机

反应/动机涉及学员对培训价值或效用的看法，也就是自我效能，是对自身能力自信的体现。它能预测学员培训期间的行为表现和训练迁移。自我效能可通过自我效能量表测定[33]，该量表以递增的方式量化信心程度，评分越高，信心越高（0分：不能从事，100分：完全胜任）[34]。

学习和培训表现

学习反映认知变化，可借助识别和回忆测试的方式评估。而对于复杂的高级技能（如，MAS）时，这些方法稍显不足。因而，有必要采取陈述性、程序化的知识考核，以确保学员具有足够的知识储备支持高级技能的学习。培训期间行为表现和技能掌握情况的评估比知识测验更难，因为它通常涉及具体的展示，不适合书面测验。在MAS中，结合数字化或传感技术的模拟装置可用于评估重要的精神运动技能。仪表模拟和录像能检测精神运动娴熟程度和自律性。判断/决策评估应在病例情景中完成，要求学员在压力环境下迅速识别所处环境并采取适当措施（例如，要求测试者操作比正常速度快）。这些方法已应用于军事医疗模拟环境。

培训迁移

如何将新学到的知识迁移到操作环境是一个复杂的问题，它和许多因素有关[35]。过去的一系列研究显示，即使学员掌握或精通这项技能，也不意味着他们可以将这项技能很好地应用于实践。这些发现使评估应用更加复杂化，因为现在还不清楚学员无法迁移所学知识的原因（例如，可能由于培训不足或环境因素的干扰等）。或许，其中一个解决方法就是为学员营造模拟度更高的操作环境（如VR技术），有助于他们提高自我效能。

组织绩效

柯氏四层评估模型提到的最后一个层次就是能否实现组织绩效（如，安全性、生产力、降低成本、减少失误、质量/数量、福利、工作满意度、个人成长）。例如，美国军方的组织绩效就是减少用于医学实验的活体动物。而公认的组织绩效即通过提高培训质量，促进医疗安全。

格式化和总结性评估

只有将培训和评估整合起来，才能发挥作用。Wass等在已发表的有关临床能力评估的文章中[36]，论述了格式化和总结性考核对医学教育的必要性。在格式化评估中，学员从测验中获得知识和及时的反馈，以改正错误，完善他们的知识技能。总结性评估用于评价学员的临床工作能力，并界定了合格和不合格的标准。Wass和他的同事们进一步强调了使用这两种评估方式的重要性，"如果评估只在意资格认证通过或不通过"，他们断言，"这将会偏离整个学习过程中的重点"[36]。

这个观点得到了Handfield-Jones等的人的回应[37]。他们认为格式化评估是加强学习过程的一种方式，而总结性评估则用于中间阶段和目标阶段评估之后[38]。频繁的评估为学员的表现提供建设性意见，指导他们完善不足，提高手术中的表现。因此，他们主张综合使用格式化和总结性评估。Peyre等认为（原文如此），"如果住院医生没有收到或得到教师给予的格式化和总结性评估，那么他们可能会错估自己的能力（客观评估的实际结果多数在自我评估以下）[39]。"

课程内容的考核

理想的外科培训发展始于对一整套预期结果指标的界定，这些指标能描述学员完成课程后获得的技能水平。其次，应该对每个程序阶段及评估机制进行定义。其中，完善各评价能力指标的基本标准是关键步骤，即确保学员的能力可达到已确立的、可量化的合格标准的最低程度。这些基本标准的客观定义如下：

（1）专家参与培训直到学员学习曲线达到平稳。

（2）标准水平取决于专家的一般成绩的平均数和标准差。

（3）初学者的基准比专家成绩的平均值低一个标准差。

（4）有经验操作者的基准即专家成绩的平均值。

（5）以上评分基准需要连续经过两次测验验证。

外科课程的发展阶段

（1）定义要进行教学的内容或操作；

（2）将任务分解到具体要执行的各个步骤中；

（3）分析每个阶段以确保这些步骤都是必要的、定义准确的；

（4）分析每个任务或阶段有可能会导致严重后果的常见失误；

（5）定义每个任务和失误的度量，将量表中的时间或位置作为测量指标；

（6）如果使用量表，准确定义量表的所有细节，确保量表的一致性；

（7）定义各类任务和失误的评估手段（量化方式如上所述）。

手术培训必然是由认知和技术两部分构成。正如以上所提到的，有效的认知能力培训可通过如下方式实现：①初始阶段的预测试；②指导式教授，包括指出学员错误；③培训后测试。理想情况下，在技术/精神动作技能培训部分开始之前，最佳成绩应在培训后的测试中取得。这会使得学员将在培训过程中出现的失误归因为缺乏练习而不是技能上的缺失。

有效的技能学习应该由预测试开始，然后由学员开始连贯的学习任务，接着根据任务需要，反复训练直到掌握该技能。在该过程中，当学员完成预定数量的测验时，可以用培训后测试来检测其是否掌握相应技能。

MAS的技术性技能评估

如上所说，在MAS中所需要的技术性技能是独一无二的。在2002年的一项研究中，Payandeh等探讨了腹腔镜手术评价指标的定义[40]。一项研究通过录像记录研究了初学和专业的外外科住院医生在动物实验中的四种微创外科操作（缝合、打结[41]、切开缝合、分离组织）[42]。最终确立了五个基本动作，即：①定位和定向；②抓取和维持；③推；④拉；⑤放。然后将完成这些操作的时间用于区分和对比各具体步骤。例如，分离组织由牵拉组织和切割组织两个步骤组成。根据完成牵拉组织的时间，可区别初学和专业的表现。另外，对完成缝合的7个步骤（入针、穿过组织、从组织中出针、复位、再穿过组织、再穿出组织、缝线穿出）的时间研究也得到了相同的结论。"因此，任何培训系统"，作者提出，"都应该以减少初学者在各步骤的操作时间为目的。"

除了时间这个关键的指标外，手眼协调性（灵敏性）对微创外科的评价也很重要。灵敏性通过将操作路径与标准轨迹的总偏差，初学者在物体上产生的力量分布，以及模仿标准轨迹产生的不连续接触的总和来加以衡量。

"腹腔镜手术技能培训模拟系统设计的发展需要3个并行的解决方法：

更加真实的模拟手术环境，实时手术系统中使延迟最小化的人员互动的研究[43]以及基于外科医生认知过程和视觉眼肌运动内容的循证研究[44]。"

Liang和Shi在有关虚拟外科培训系统（不仅对于MAS）的评价中提到了3种评价外科技能的标准：①效能；②安全性；③质量。效能与完成时间、多余动作的相关指标有关，安全性是指避免设备与解剖结构出现"不必要的碰撞"的能力，而质量则是相对于成功和失败的标准来衡量学员的表现[45]。

最近有研究探讨了力作用于组织的度量标准（平均值、最大值、总体大小），因为过度施力也是与MAS相关的失误[46-48]。

从失误中汲取经验

另一个影响学习的重要因素是识别和纠正错误。正如有人所提出来的[49]，失误可以来源于的错误的预测[50]、知识、决策以及执行。腹腔镜胆囊切除术中发生胆管损伤是MAS中常见的严重失误[51]，这些在识别胆囊和胆总管时的感知失误往往是致命的[52-53]。综上所述，医疗失误一直是世界范围内普遍存在的问题。超过一半的手术失误是由技术性失误引起的[54]。大量的文献表明，多达一半的手术不良事件是可以预防的[55-61]。

模拟训练可减少MAS的失误。2002年Seymour等的研究表明[17]，相较对照组，接受VR技术模拟培训腹腔镜胆囊切除术的住院医生，解剖分离胆囊的速度可提高29%，术中短暂犹豫的时间是对照组的1/9（0.25 *vs.* 2.19 "缺乏进展"的失误），发生胆囊损伤或其周围组织灼伤的可能性是对照组的1/5（1 *vs.* 5失误），而平均失误仅是前者的1/6（降低84%，1.19 *vs.* 7.38）（见图11.1）。这些结果在2007年也被Ahlberg等证实[62]。2008年，研究显示经过腹腔镜缝合模拟培训的高级外科医生的手术表现明显改善，手术失误率比对照组降低了35%（25.6 *vs.* 37.1），手术时间减少34%（8.8 *vs.* 13.2 min）[63]，多余的缝合操作减

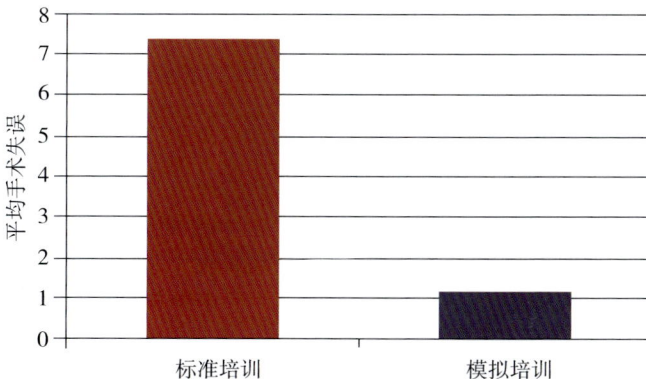

图11.1　模拟培训减少手术失误（Seymour等授权发表）[17]

少35%（18.5 *vs.* 27.3）。2013年的一项评估证实，VR模拟腹腔镜技能培训能提高外科医生手术表现，有效降低手术失误率[64]。另一项系统回顾综合了截至2014年5月的模拟腹腔镜手术培训领域的所有文献，指出"模拟培训可促进腹腔镜手术技能向临床实践中迁移。"尤其有助于精简动作、精准缝合、减少操作时间、降低失误率[65]。

MAS的自我评估

以上的论述给MAS的自我评估提供了一个框架。正如Peyre等所述，要能"准确地自我评估腹腔镜手术技能"[66]。在另一项研究中，学员表现出较强的自我批判能力[39]。其他研究显示，外科医生的自我评估和评估者的评估结果相似[67-68]。这些差异可能是由于经验水平等因素造成的，例如，初级住院医生自我评估的准确性往往不及高级住院医生[39]。

综合评分表的使用使得自我评估更加客观。Peyre等将技术性技能客观结构化评估表（OSATS）综合评分[69]用于腹腔镜妇产科手术的自我评估[39]。OSATS包括以下10项技能：①准备；②谨慎对待组织；③时间和动作；④打结；⑤仪器操作；⑥仪器相关知识；⑦助手的使用；⑧解剖结构；⑨手术相关知识；⑩总体表现。这一过程可以促进学员的学习成长，并指导外科医生职业生涯的发展[39]。然而，自我评价的准确性仍是一个开放性的问题。例如，完成腹腔镜结肠切除术的外科医生自我评价结果明显高于那些在2011年用OSATS培训的人。经过腹腔镜胆囊切除术模拟培训的外科医生能准确地评估自身技术性能力，却不能准确地评估其非技术性能力[70]。

覆验

覆验程序在英国和其他欧洲国家已经准备实施。覆验程序即所有执业医生必需向管理机构[英国医学总会（GMC）]证明他们具备从业资格。自2012年12月覆验程序在英国启动以来，已经成为受《医疗行业（负责人员）（修订）条例2013》保护的合法程序[71]。

覆验的目的是为了促进医疗安全，改善医疗服务。同样，它也能不断强化医生自身专业发展，加强识别那些遇到困难和需要支持的医生的系统。在外科领域，它的目的是识别表现不佳的外科医生，每个外科医生都被要求在覆验周期提供关键的支持信息用于评估。负责人员会评估这些资料，通常每五年向GMC提供一次覆验后建议。覆验过程的细节详见《英国外科覆验指南》[71]。

外科覆验的辅助信息

继续职业发展（CPD）

英国的皇家外科学院和相关专业协会为外科专业编写了《继续职业发展摘

要指南》，这份指南列出了CPD清单，有助于覆验时评估审议[72]。外科医生应当持续性有组织地记录他们的CPD，并能至少满足以下要求：

（1）每年至少修满50个学分=每5年250个学分；

（2）1个学分=1小时CPD；

（3）CPD项目应在评估时进行设定和审查。

临床结果测量

临床结果测量比较复杂，目前有以下几种不同的方法：

（1）对指定个人的结果进行国家临床审计；

（2）从常规收集的数据（如医院数据库）得到的结果；

（3）对指定外科团队/单位的结果进行国家临床审计；

（4）对结果进行地方审计；

（5）对结果进行结构化的同行评议。

重新认证

在美国，无限期执照的概念受到了挑战，公众要求定期审查专家是否能够及时了解其所处领域的最新发展情况。美国结直肠外科委员会（ABCRS）在1990年首次颁发限期执照，最终确定以10年为限。首次重新认证考试在1991年举行。截止到2011年，已有924外科医生参加考试，通过率为97%[73]。

当前维持认证（MOC）的要求如下：

（1）第一部分：专业地位——长期持有完整、无限制的执照，可提供医院许可、手术权限以及来自外科主任和资格认证委员会主席的推荐信。

（2）第二部分：终身学习和自我评估——由继续医学教育（CME）组成。该标准最近已经作出修改，要求在3年内完成90 h的CME。其中，采取训练后测试形式的自我评估必须占60 h。

（3）第三部分：认知技能——每10年要通过一次专门的安全性考试。申请人须提交12个月内的手术日志、推荐信和参与CME的证明。

（4）第四部分：临床实践表现的评估——参加结果数据库或质量评估项目并记录在案。

MAS资格鉴定

尽管现在还没有MAS资格认证委员会，但已有一些专业学会在这个领域设立了标准。目前，成立于1981年的美国胃肠和内镜外科医师学会（SAGES，以北美地区为主，www.sages.org）占据主导地位。其他组织包括腹腔镜内镜外科医师协会（www.sls.org）；大不列颠及爱尔兰腹腔镜外科医师协会（www.alsgbi.

org），它为"联合王国和爱尔兰的腹腔镜外科医生"代言，以及世界腹腔镜外科医师协会（妇科，www.wals.org.uk）。

SAGES已经开展了腹腔镜外科基础项目（FLS，www.flsprogram.org）。这个基于腹腔镜手术教学的综合性网站为外科住院医生、专科医生和开业医生提供基本腹腔镜手术课程。FLS包括标准化教学信息、实践技能培训和评估，用于教授生理学、MAS基本知识以及技术技能。这个项目涵盖标准化的MAS培训、能力测试、测试方法、认知记录、决策和技术性技能。FLS并不只针对手术，也可应用到外科其他方面的培训。最后，该项目还要测试学员的认知水平、能力/问题解决能力和动手能力。在美国外科医生学会支持下，FLS已被ACGME认证为CME。美国外科协会规定，顺利完成FLS项目是获得普外科资格认证的必需条件。

"我们坚信FLS将为腹腔镜手术设立标准……因为FLS可以向住院医生项目提供客观证据，以证明每个住院医生在他们的培训项目结束之前，已经具备了腹腔镜手术操作的基础知识和基本技能[www.flsprogram.org]"。

在欧洲，欧洲内镜外科协会（EAES）开展了腹腔镜手术技能（LSS）项目[77]，以期能够为MAS提供资格认证的标准[78]。这个二级项目侧重于初级技术和高级技术培训。每个级别的学员都要完成对应的认知技能/知识水平的预测试、情景模拟的技术和非技术能力（判断力）评估以及临床工作能力评估。一旦通过，将会获得ESES提供的LSS认证。

在日本，日本内镜外科学会（JSES）启动了腹腔镜胃肠病外科医生的内镜手术技能资格认证系统。尽管在4年内，参与评估的1 114名外科医生只有不到一半获得认证，但这些获得认证的外科医生的手术并发症发生率低于那些没有获得认证的医生[79]。由此结果得出结论，该系统"对日本腹腔镜手术的进步和标准化产生了积极影响"。

结论

随着MAS的需求量增加，技能学习曲线急剧变化，特别是对于高级手术，评估和资格鉴定显得尤为重要。当评估的组成和类型已纳入MAS课程的考虑范围时，认识能力和技术性评估的区别也应该受到重视。MAS的手术操作需要熟练的特殊技能，并具有改正失误，从失误中汲取经验的机会。另外，自我评估也是MAS学习过程中的一部分。最后，标准化的手术培训正通过某些MAS相关组织开展的MAS课程和资格鉴定机构得以实现。

参考文献

[1]   Suarez CA. Training, credentialing, economics and risk management in operative laparoscopy.

Int Surg. 1994；79：268-272.

[2] Unawane A，Kamyab A，Patel M，Flynn JC，Mittal VK. Changing paradigms in minimally invasive surgery training. Am J Surg. 2013；205：284-288.

[3] Kligman M. Training considerations for laparoscopic bariatric surgery. In：National Institutes of Health，National Library of Medicine. Minimally Invasive Surgery Training：Theories，Models，Outcomes. Online book. Updated 14 May 2010. www.doc896.yuanmengying.com/laparoscopic-bariatric-surgery--P-g0lu6.pdf. Accessed 28 Apr 2015.

[4] Leisner P. Surgeon says it was too late to stop amputation on wrong leg. Associated Press. 14 Sept 1995. www.apnewsarchive.com/1995/Surgeon-Says-It-Was-Too-Late-to-Stop-Amputation-on-Wrong-Leg/id-a9b3238f7dbca20e0edf82bba7da0ab5. Accessed 28 Apr 2015.

[5] Bristol Royal Infi rmary Inquiry[Internet]. Learning from Bristol：the report of the public inquiry into children's heart surgery at the Bristol Royal Infi rmary 1984-1995. Command paper：CM 5207，BRII；2001.

[6] Kohn LT，Corrigan JM，Donaldson MS，editors. To err is human：building a safer health system. Washington，DC：Institute of Medicine，National Academies Press，2000. www.books. nap.edu/catalog.php?record_id=9728. Accessed 28 Apr 2015.

[7] Finocchio LJ，Dower CM，Blick NT，et al. Strengthening consumer protection：priorities for Health Care Workforce Regulation，San Francisco；Pew Health Professions Commission，USA Oct 1998.

[8] Metzger P，Gamal EM. Bile duct injuries in the era of laparoscopic cholecystectomy. Int Surg. 1995；80：328-331.

[9] Deziel DJ，Millikan KW，Economou SG，Doolas A，Ko ST，Airan MC. Complications of laparoscopic cholecystectomy：a national survey of 4，292 hospitals and an analysis of 77，604 cases. Am J Surg. 1993；165：9-14.

[10] Moore MJ，Bennett CL. The learning curve for laparoscopic cholecystectomy：The Southern Surgeons Club. Am J Surg. 1995；170：55-59.

[11] Kumar U，Gill IS. Learning curve in human laparoscopic surgery. Curr Urol Rep. 2006；7：120-124.

[12] Secin FP，Savage C，Abbou C，de La Taille A，Salomon L，Rassweiler J，et al. The learning curve for laparoscopic radical prostatectomy：an international multicenter study. J Urol. 2010；184：2291-2296.

[13] Larsen CR，Soerensen JL，Grantcharov TP，Dalsgaard T，Schouenborg L，Ottosen C，Schroeder TV，Ottesen BS. Effect of virtual reality training on laparoscopic surgery：randomised con-trolled trial. BMJ 2009；338：b1802. www.bmj.com/content/338/bmj.b1802.pdf%2Bhtml. Accessed 28 Apr 2015.

[14] Hamad GG，Curet M. Minimally invasive surgery. Am J Surg. 2010；199：263-265.

[15] Fried GM，Feldman LS，Vassiliou MC，Fraser SA，Stanbridge D，Ghitulescu G，et al. Proving the value of simulation in laparoscopic surgery. Ann Surg. 2004；240：518-525；discussion 525-528.

[16] Stefanidis D，Sevdalis N，Paige J，Zevin B，Aggarwal R，Grantcharov T，Jones DB. Simulation in surgery：what's needed next? Ann Surg. 2015；261：846-853.

[17] Seymour NE，Gallagher AG，Roman SA，O'Brien MK，Bansal VK，Andersen DK，et al.

Virtual reality training improves OR performance: results of a randomized, double-blinded study. Ann Surg. 2002; 236: 458-463; discussion 463-464.

[18] Cannon WD, Garrett Jr WE, Hunter RE, Sweeney HJ, Eckhoff DG, Nicandri GT, et al. Improving residency training in arthroscopic knee surgery with use of a virtual-reality simulator. A randomized blinded study. J Bone Joint Surg Am. 2014; 96: 1798-1806.

[19] Gomez PP, Willis RE, Van Sickle K. Evaluation of two fl exible colonoscopy simulators and transfer of skills into clinical practice. J Surg Educ. 2015; 72: 220-227.

[20] Zerey M, Harrell AG, Kercher KW, Heniford BT. Minimally invasive surgery training overview. In National Institutes of Health, National Library of Medicine. Minimally Invasive Surgery Training: Theories, Models, Outcomes. Updated 14 May 2010.

[21] Ghaderi I, Auvergne L, Park YS, Farrell TM. Quantitative and qualitative analysis of performance during advanced laparoscopic fellowship: a curriculum based on structured assessment and feedback. Am J Surg. 2015; 209: 71-78.

[22] Gallagher AG, Ritter EM, Champion H, Higgins G, Fried MP, Moses G, et al. Virtual reality simulation for the operating room: profi ciency-based training as a paradigm shift in surgical skills training. Ann Surg. 2005; 242: 364-372.

[23] Rukovets O. Simulation-based mastery learning more effective than clinical experience for lumbar puncture. Neurol Today. 2012: 7-8.

[24] Jordan J, Gallagher A, McGuigan J, McClure N. Virtual reality training leads to faster adaptation to the novel psychomotor restrictions encountered by laparoscopic surgeons. Surg Endosc. 2001; 15: 1080-1084.

[25] Gallagher H, Allan J, Tolley D. Spatial awareness in urologists: are they different? BJU Int. 2001; 88: 666-670.

[26] Madan A, Frantzides C. Substituting virtual reality trainers for inanimate box trainers does not decrease laparoscopic skills acquisition. J Soc Laparoendosc Surg. 2007; 11: 87-89.

[27] Pearson A, Gallagher A, Rosser J, Satava R. Evaluation of structured and quantitative training methods for teaching intracorporeal knot tying. Surg Endosc. 2002; 16: 130-137.

[28] McLaughlin S, Fitch MT, Goyal DG, Hayden E, Yang Kauh C, Laack TA, et al. Simulation in graduate medical education 2008: a review for emergency medicine. Acad Emerg Med. 2008; 15: 1117-1129.

[29] Issenberg SB, McGaghie WC. Clinical skills training-practice makes perfect. Med Educ. 2002; 36: 210.

[30] Ericsson KA. Deliberate practice and the acquisition and maintenance of expert performance in medicine and related domains. Acad Med. 2004; 79(Suppl): S70-S81.

[31] Subhas G, Mittal VK. Minimally invasive training during surgical residency. Am Surg. 2011; 77: 902-906.

[32] Kirkpatrick DL. Evaluation of training. In: Craig RL, editor. Training and development handbook: a guide to human resource development. New York: McGraw Hill; 1976.

[33] Bandura A. Guide for constructing self-effi cacy scales. In: Pajares F, Urdan T, editors. Adolescence and Education, Volume V: Self-effi cacy beliefs of adolescents. Greenwich: Information Age Publishing; 2006. http://www.uky.edu/~eushe2/Bandura/BanduraGuide2006.pdf. Accessed 28 Apr 2015.

[34] Chen G, Gully SM, Eden D. Validation of a new general self-efficacy scale. Organ Res Meth. 2001; 4(1): 62-83.

[35] Baldwin TT, Ford J. Transfer of training: a review and directions for future research. Personnel Psychol. 1988; 41: 63-105.

[36] Wass V, Van der Vleuten C, Shatzer J, Jones R. Assessment of clinical competence. Lancet. 2001; 357: 95-949. http://acmd615.pbworks.com/f/Wass.pdf. Accessed 27 Feb 2013.

[37] Handfield-Jones RS, Mann KV, Challis ME, Hobma SO, Klass DJ. McManus IC, Paget NS, Parboosingh IJ, Wade WB, Wilkinson TJ. Linking assessment to learning: a new route to quality assurance in medical practice. Med Educ. 2002; 36: 949-58. www.ucl.ac.uk/medical-education/reprints/2002MedEd--Linking_assessmentToLearning.pdf. Accessed 28 Apr 2015.

[38] Mitra NK, Barua A. Effect of online formative assessment on summative performance in integrated musculoskeletal system module. BMC Med Educ. 2015; 15: 29-35. http://www.ncbi.nlm.nih.gov/pmc/articles/PMC4351696/pdf/12909_2015_Article_318.pdf. Accessed 28 Apr 2015.

[39] Peyre SE, MacDonald H, Al-Marayati L, Templeman C, Muderspach LI. Resident self-assessment versus faculty assessment of laparoscopic technical skills using a global rating scale. Int J Med Educ. 2010; 1: 37-41.

[40] Payandeh S, Lomax AJ, Dill J, Mackenzie CL, Cao CGL. On defining metrics for assessing laparoscopic surgical skills in a virtual training environment. MMVR. 2002. http://cecs.wright.edu/sites/default/files/erel/2002_OnDefiningMetrics.pdf. Accessed 28 Apr 2015.

[41] Payandeh S, Lomax A. A Knotting theory and knotting mechanisms. Proceedings of ASME 25th Biennial Mechanisms Conference. Atlanta, Georgia. USA 1998.

[42] Cao CGL, MacKenzie CL, Payandeh S. Task and motion analysis in endoscopic surgery. Proceedings of ASME dynamic systems, 5th annual symposium on haptic interface for virtual environment and teleoperation. Atlanta, Georgia. USA 1996.

[43] Stanisic Z, Jackson E, Payandeh S. Virtual fixtures as an aid for teleoperation. Proceedings of 9th Canadian Aeronautic and Space Institute Conference. Canada 1996.

[44] Royal Australasian College of Surgeons, The College of Surgeons of Australia and New Zealand. Surgical competence and performance: a guide to the assessment and development of surgeons, 2nd ed. 2011. https://www.surgeons.org/media/18955288/surgical_competence_and_performance_guide___2011_.pdf. Accessed 28 Apr 2015.

[45] Liang H, Shi M. Quality assessment in virtual surgical training. In: Applied informatics and communication. International Conference, ICAIC 2011, Xi'an, August 20-21, 2011, Proceedings Part I. p. 330-337.

[46] Cundy TP, Thangaraj E, Rafii-Tari H, Payne CJ, Azzie G, Sodergren MH, et al. Force-sensing enhanced simulation environment (ForSense) for laparoscopic surgery training and assess-ment. Surgery. 2015; 157(4): 723-731.

[47] Raghu Prasad MS, Manivannan M, Chandramohan SM. Effects of laparoscopic instrument and finger on force perception: a first step towards laparoscopic force-skills training. Surg Endosc. 2015; 29(7): 1927-1943.

[48] Singapogu RB, Smith DC, Long LO, Burg TC, Pagano CC, Burg KJ. Objective differentiation of force-based laparoscopic skills using a novel haptic simulator. J Surg Educ.

2012；69：766-773.

[49] Champion HR, Meglan DA, Shair EK. Minimizing surgical error by incorporating objective assessment into surgical education. J Am Coll Surg. 2008；207：284-291.

[50] Kirsch G. Learning from our medical mistakes. Canadian College of Health Service Executives；2005.

[51] Kao LS. Error analysis in minimally invasive surgery training. In：National Institutes of Health, National Library of Medicine. Minimally invasive surgery training：theories, models, outcomes. Updated 14 May 2010.

[52] Way LW, Stewart L, Gantert W, Liu K, Lee CM, Whang K, et al. Causes and prevention of laparoscopic bile duct injuries：analysis of 252 cases from a human factors and cognitive psychology perspective. Ann Surg. 2003；237：460-469.

[53] Flum DR, Cheadle A, Prela C, Dellinger EP, Chan L. Bile duct injury during cholecystectomy and survival in medicare benefi ciaries. JAMA. 2003；290：2168-2173.

[54] Regenbogen SE, Greenberg CC, Studdert DM, et al. Patterns of technical error among surgical malpractice claims：an analysis of strategies to prevent injury to surgical patients. Ann Surg. 2007；246：705-711.

[55] Healey MA, Shackford SR, Osler TM, et al. Complications in surgical patients. Arch Surg. 2002；137：611-618.

[56] Bates DW, O'Neill AC, Peterson LA, et al. Evaluation of screening criteria for adverse events in medical patients. Med Care. 1995；33：452-462.

[57] Wilson RM, Runciman WB, Gibberd RW, et al. The quality in Australian health care study. Med J Aust. 1995；163：459-471.

[58] Brennan TA, Leape LL, Laird NM, et al. Incidence of adverse events and negligence in hospital-ized patients：results of the harvard medical practice study I. N Engl J Med. 1991；324：370-376.

[59] Andrews LB, Stocking C, Krizek T, et al. An alternative strategy for studying adverse events in medical care. Lancet. 1997；349：309-313.

[60] McGuire HH, Horsley III JS, Salter DR, Sobel M. Measuring and managing quality of surgery：statistical *vs.* incidental approaches. Arch Surg. 1992；127：733-737.

[61] Thomas EJ, Studdert DM, Burstin HR, et al. Incidence and types of adverse events and negligent car in Utah and Colorado. Med Care. 2000；38：261-271.

[62] Ahlberg G, Enochsson L, Gallagher AG, et al. Profi ciency-based virtual reality training signifi -cantly reduces the error rate for residents during their fi rst 10 laparoscopic cholecystectomies. Am J Surg. 2007；193：797-804.

[63] Van Sickle KR, Ritter EM, Baghai M, Goldenberg AE, Huang IP, Gallagher AG, Smith CD] Prospective, randomized, double-blind trial of curriculum-based training for intracorpo-real suturing and knot tying. J Am Coll Surg. 2008；207：560-568.

[64] Gallagher AG, Seymour NE, Jordan-Black JA, Bunting BP, McGlade K, Satava RM. Prospective, randomized assessment of transfer of training (ToT) and transfer effectiveness ratio (TER) of virtual reality simulation training for laparoscopic skill acquisition. Ann Surg. 2013；257(6)：1025-1031.

[65] Vanderbilt AA, Grover AC, Pastis NJ, Feldman M, Granados DD, Murithi LK, Mainous 3rd

AG. Randomized controlled trials: a systematic review of laparoscopic surgery and simulation-based training. Glob J Health Sci. 2014; 7: 310-327.

[66] Sidhu RS, Vikis E, Cheifetz R, Phang T. Self-assessment during a 2-day laparoscopic colectomy course: can surgeons judge how well they are learning new skills? Am J Surg. 2006; 191: 677-681.

[67] Sarker SK, Chang A, Vincent C. Technical and technological skills assessment in laparoscopic surgery. J Soc Laparoend Surg. 2006; 10: 284-292.

[68] Sarker SK, Hutchinson R, Chang A, Vincent C, Darzi AW. Self-appraisal hierarchical task analysis of laparoscopic surgery performed by expert surgeons. Surg Endosc. 2006; 20: 636-640.

[69] Martin JA, Regehr G, Reznick R, MacRae H, Murnaghan J, Hutchinson C, et al. Objective structured assessment of technical skills (OSATS) for surgical residents. Br J Surg. 1997; 84: 273-278.

[70] Arora S, Miskovic D, Hull L, Moorthy K, Aggarwal R, Johannsson H, Gautama S, Kneebone R, Sevdalis N. Self vs expert assessment of technical and non-technical skills in high fidelity simulation. Am J Surg. 2011; 202: 500-506.

[71] General Medical Council-UK 2013. http://www.gmcuk.org/doctors/revalidation/revalidation_ gmp_framework.asp.

[72] Revalidation Guide for Surgery. Federation of Surgical Specialty Associations | The Royal College of Surgeons of Edinburgh The Royal College of Surgeons UK. 2014. http://www.rcseng.ac.uk/surgeons/surgicalstandards/docs/revalidation-guide-for-surgery.

[73] Schoetz DJ. The American Board of colon and rectal surgery: past, present, and future. Clin Colon Rectal Surg. 2012; 25(3): 166-170. doi: 10.1055/s-0032-1322554.

[74] Luchtefeld M, Kerwel TG. Continuing medical education, maintenance of certification, and physician reentry. Clin Colon Rectal Surg. 2012; 25(3): 171-176. doi: 10.1055/s-0032-1322546.

[75] Fundamentals of Laparoscopic Surgery website. 2013. http://www.flsprogram.org. Accessed 28 Apr 2015.

[76] Training requirements for general surgery certification. www.absurgery.org/default.jsp?certgsqe_training. Accessed 28 Apr 2015.

[77] Buzink S, Soltes M, Radonak J, Fingerhut A, Hanna G, Jakimowicz J. Laparoscopic surgical skills programme: preliminary evaluation of grade I level 1 courses by trainees. Wideochir Inne Tech Malo Inwazyjne. 2012; 7(3): 188-192. http://www.ncbi.nlm.nih.gov/pmc/articles/PMC3516988/#CIT0003. Accessed 28 Apr 2015.

[78] Laparoscopic Surgical Skills Foundation. 2011. http://www.lss-surgical.eu. Accessed 28 Apr 2015.

[79] Mori T, Kimura T, Kitajima M. Skill accreditation system for laparoscopic gastroenterologic surgeons in Japan. Minim Invasive Ther Allied Technol. 2010; 19(1): 18-23.

第十二章　腹腔镜手术的师资培训

Mark Coleman and Nader Francis

引言

　　外科医生的培训在过去一般采取学徒式的培养机制，一般是在上级专家的督导下，学生逐渐获得知识、技能和态度等综合能力。当今社会，手术的有效性和安全性前所未有地被大众密切地关注[1-2]。学员在无监督机制状态下的学习已不再适用，他们的能力是否能被认可是其能否进行独立操作的一项先决条件。

　　如何提高外科医生的培训质量这一问题越来越受到重视，特别是在微创外科（MAS）领域。众所周知，需要在延长MAS的熟练度—增益曲线的同时尽可能地缩短培训时间，所以这一领域充满了挑战[3-6]。

　　与传统开腹手术的直接观察相比，MAS的学习过程提供了更多回顾手术操作的机会，同时它也提供了一种准确的方法，可以客观地审视培训师对一台外科手术的贡献。精彩的外科手术需要知识、技能和态度等方面的综合能力[7]。在MAS的亚学科中，学员的表现可以通过预先设定好的结构化评估量表，来评估他们在常规或部分操作中对技能的掌握情况[8]。一名外科医生的培养过程，除了技术性技能学习之外，知识的提高和态度的学习也是不可或缺的方面。外科培训已经从通过观摩和练习，这种渐进式学习的学徒式培养方式，转变为更加结构化、以能力培养为基础的方式[9-11]。

　　本章将从对技术性和非技术性技能的理解出发，优化教学基础，探讨如何成为一名合格的MAS培训师，以最佳的方式提高MAS的教学质量。

如何成为一名优秀的培训师

　　不是所有的外科医生都可以成为好的培训师。有些优秀的外科医生，当需要他们传授给后来者自己的知识、技能和态度时，却变成了一个失败的演示者。

近些年来，与单纯对实践技能的学习相比，交流、团队合作、非技能因素对临床结果的影响的重要程度越来越受到大家的重视和理解[12-14]。如何让一名成年人学到更有效的实践技能，培训师需要了解学员的需求。这需要传授很多新信息，保证学员获得动力、持续性发展，以及不受认知过载的影响，同时要铭记培训的过程不能影响患者的安全。

尽管如此，在MAS中高水平的操作技能对于最佳的手术表现非常重要。MAS漫长的熟练度—增益曲线往往会限制学员自我发挥，有证据显示，在上级监督下教学可以使患者获得更好的收益[15]。众所周知，在外科医生和外科培训师中缺少对操作方法的统一性要求。虽然MAS有一些必要的步骤，但外科医生们在实施这些操作时往往会采取不同的方法，而这就是"自学成才"的结果。关于是否存在"正确"的模式化培训方式这一问题上，目前尚无定论。高质量教学必备的一条是最大限度地让学员熟练掌握新技巧和操作。我们还应明白，不同的培训师都会对学员的操作产生影响，即使是最基本的操作。

根据之前的MAS教学经验，一名优秀培训师的基本特点我们可以总结如下：有完成工作的能力、充满热情、自信、能清晰和有条理地讲解课程内容，能与参加培训的学员或住院医生有效互动。此外，为使学员加入到教学过程中，以下几点也至关重要：人文主义，换位思考、渊博的学识，以及最重要的是，以学员为中心、发挥激励和榜样的作用。

培训师的培训课程

很多教学方法都被医学专家评估过，但没有一个是针对同行或高级外科医生学员使用而设计的[16]。不过，在内镜方面，英国国家胃肠内镜联合咨询小组（JAG）正在开展一项广受关注的结肠镜培训师培训计划（TCT），为内镜教学提供培训框架[17]（本书第五章）。对于MAS，英国基于TCT开发了一个适用的模型，经修改后在LAPCO国家培训项目（有超过70名来自全国的培训师参加）的腹腔镜结肠直肠手术中加以应用和验证[18]。

这项计划旨在讲解结构性更强、反馈性更强、认知更充分的训练方式，有助于改进培训过程。虽然这项计划是为腹腔镜结直肠手术制定的，但其同样非常适用于MAS的其他专业领域。腹腔镜手术中LAPCO师资培训的基础就是提供一个培训框架，以实现在培训前、中、后使培训机会最大化。这从术前准备开始，我们称之为"设置"，MAS操作的过程我们称之为"对话中"，操作之后的时间段我们称之为"关闭"。此框架的所有细节都已在本书第五章中进行了阐述，该框架各部分在腹腔镜训练中的应用将在此处进行介绍。

术前准备："设置"

设备准备

腹腔镜手术需要手术室、人力和设备准备完好。尽管没有两间手术室是完全一样的，但所有人力和非人力资源的配置和功能对于MAS的安全性、有效性和效率至关重要。因此，MAS比开腹手术更依赖上述因素。一个优秀的培训师能够使手术室环境更适于培训。在MAS中，学员往往会更易关注操作技术的细节，而不关心上述因素是否处于最佳状态，以及这对他们的操作和学习有什么影响。

设备准备的关键因素包括：

（1）腹腔镜的摆放位置；

（2）气腹机、能量设备、术中录像/无影灯控制、所有腹腔镜器械的人体工程学的合适设置；

（3）患者和手术台的摆放；

（4）手术室中人员、设备与患者的相对位置。

通过布置设备，培训师不仅可以展示还可以让学员参与手术室的最佳设置，而且也可以保证手术操作顺利进行，同时对于整个团队也可以起到一个很好的引导作用。现代手术室往往有集成装备来协助设备的准备。培训师在手术室中的位置也值得考虑。培训师是否刷手上台取决于培训师和学员的级别、信心和期望。

调整计划

这个阶段中，培训师和学员需要对训练方案的计划达成共识。训练方案可能包括地点、操作列表或具体病例。培训师和学员要进行一场有关学员先前的经验、能力、信心和期望的建设性讨论。根据这个讨论的结果，来制定随后训练具体如何进行的计划。它应当包括培训师和学员依据学员之前的经验得出的合理期望值。共同制定计划的目的是取得共识，其好处是如果未达成在期望之外的目标时，双方都能避免产生失望的情绪。

调整后的议程应当包括：

（1）回顾学员之前的经验；

（2）回顾学员近期最主要的学习目的；

（3）协商培训的地点、时间，操作列表、病例；

（4）基本规则。

在开始训练课程之前，培训师和学员对培训用语有一个清楚的理解是至关重要的。这不仅对于患者安全来说是必要的，而且更重要的是能保证培训师和学员之间有准确的交流。即便是简单的指令，例如"停止"具体的意义，都需要培训之前讨论到，以避免学员误以为培训机会结束而沮丧。在MAS方面，培训师提前向学员解释MAS的仪器、路径、方向，有助于避免混淆。例如包括有关"停止"这个词的讨论（上述），以及有关方向的指令性命令，比如上、下、左、右是指手的运动方向还是显示器中的方向。由于仪器的支点效应，MAS过程中存在混淆的可能性。为避免指导出现混乱，应当以显示器画面为准而不应依据于手的动作。这样的基本规则设置还适用于扶镜手。

在实际教学前进行准备过程，即教学前的"设置"，对于教学至关重要。虽然对于培训师及其新学员来说，这个初始阶段可能会花费较长时间，但对于彼此熟悉的培训师和学员，这个过程只需花费数分钟。不论培训师和学员共同工作过多长时间，开始每个病例之前，都应该对日程加以协商，就彼此的目标达成一致。

过程："对话"

"对话"是在手术操作时进行的临床指导过程。它应该发生在所有方面的"设置"都已完成的时候。对话涉及培训师是否刷手上台、站立的位置、在手术操作中扮演的角色。这些都需要用清晰、简洁、通用的语言来交流，避免混淆。

高级腹腔镜手术中有效的临床指导需要3个关键教学技能：

（1）作为一个培训师的意识性能力；

（2）能够提升操作表现的指令；

（3）一个模式化的方法以避免接手操作。

意识性能力（图12.1）

能力一词被定义为在一个合理的时间范围内安全地执行任务[19]。意识性能力的概念已经在医学教育中被提出，即学员从有意识的能力，即执行一项操作但需要去思考具体过程，到他们完全熟练掌握此项技术，不再需要思考的过程，即无意识的能力[20]。然而，值得一提的是，一个没有足够洞察力的学员会出现"无意识的无能（Unconscious Incompetence）"，即不能意识到他们无法令人满意地执行操作。这一点需要由培训师指出。通过对知识和技能的获取和应用加以培训，学员获得"有意识的能力"，他们意识到自己能够实施操作的每一个关键步骤。随着他们不断进步，从而获得执行操作的技能，学员可以不用解构过程就能实施操作，即获得"无意识的能力"。所有的外科医生都存在能力的限度，并且自己能够意识到那个限度，知道自己哪些能做到，哪些做不到。通常他们会通过自身的洞察力和对形势的分析意识到能力的不足，并且寻求帮助。如请其他外科专家会诊就是一个很好的例子。

无意识的无能 初级学员	有意识无能 执行困难任务的有经验的 学员或专科培训医生
下意识的本能 有经验的外科医生 自动实施操作无需思考	主动有意识的能力 有意识的给学员解构操作 这有这样的培训师才能称之 为优秀的培训师

图12.1　学习的阶段

作为一个培训师应有的意识能力

相同的意识能力模型可以应用于培训师的能力。大多数培训师都是可以不需要思考就能够完成MAS操作的外科专家；大多数情况下他们是通过下意识的无意识能力操控。这点对培训师来说却不是什么优势。一个好的培训师可以通过详细地解释和示范，来解构每个操作的具体步骤，换言之，即"有意识能力的培训师"。培训师的意识能力拥有得越多，学员掌握技能的机会越高。当然，如果学员已经有了自我意识能力时，培训师虽然仍可进行指导，但已不需要再进行解释和解构。同样，如果学员不能进行某部分操作，培训师除了暂时接手手术，不知道怎样再继续培训计划，这种情况可以定义为有意的无能培训师。当然，希望通过解构和/或者接手，可以恢复作为培训师的意识能力，从而把控制权交回到学员手中以继续培训。我们将在下一节探讨手术室里手术接管的问题。

提升操作表现的指令

本节将介绍在手术操作中，从培训师到学员，不同级别口头指令所产生的影响。在训练过程中，使用了不同形式的口头指令。培训师很有必要了解不用指令对学员能力的影响效果。这一影响可以划分为五个级别（图12.2）。1级是培训师不向学员提供任何评论或指示。虽然这在学员有能力进行的情况下是完全合适的，但1级指令似乎不会有任何学习收益。2级是负面评价（例如"真是垃圾！"或"我是这么教你的吗？"）。除非是在一个轻松的环境下，否则2级也不利于学员的情绪和表现，还会对学员的信心产生负面影响。虽然在某些情况下是可以理解的，但是批评要以富有建设性的方式进行，不可采

级别	教师评论
1级	没有评论
2级	批评、负面、非特定（真是垃圾）
3级	没有指示性——积极、非特异性（很好）
4级	有一定指示性，但非特异的（向左、右一点）
5级	指示性的，具体而集中的

图12.2　教学中指示分级

用侮辱或傲慢的方式。3级是积极但非特异性的（如"太棒了"或"你是最棒的"）。这一级有助于提升学员情绪，但不太可能对学员水平产生提升，因为它对学员究竟哪里做得好缺少明确指示。4级是具有指示性的指令，但不具体或集中提供了一些指示，但也许是模糊和缺少特异性的（如"上一点，下一点，左，右"）。最后，5级是指示性、具体而集中的指令。同样重要的是要向学员提问，"你需要知道什么？"或"你满意我的指令吗？"通过使用第5级指示，培训师以学员为中心，可以让学员的表现达到最佳。

避免接手操作的策略

外科培训中一个主要的挑战就是应避免出现培训师从学员手中接手操作，从而剥夺学员宝贵的训练机会。此节探讨培训师试图接手操作而中断手术操作的情况，以推广避免这类状况发生的策略。

手术训练进程中断往往发生在学员无法安全操作的时候。培训师或学员都可以发现这一情况。学员自己可能意识到了操作无法进行的原因，或被培训师中途叫停操作。在MAS里最常见的原因是解剖结构的不确定性、视野不清晰或不能在显示器上辨认解剖。培训师往往会接手余下的过程，而学员因此失去一次有价值的培训机会。如果培训进程中止的原因能够被发现并得以解决，而不是培训师直接接管，那么培训计划则可以继续，学员也能因此获益。

第一步是停止操作（图12.3）。在设置阶段即就停止或暂停手术操作达成共识，可以借此机会解释进程中止的原因。学员要明白，当培训师要求他们停止时并不是冒犯他们，而是讨论进展或操作的不足。第二步是让学员确定这一步操作不能按既定计划进行的原因。第三步是如果学员未能确定，则需要培训师解释问题的原因，并使学员理解。第四步是培训师指导学员如何处理这个问题。第五步是让学员解释计划如何进行，以及培训师检查学员是否已经理解第三步和第四步中的解释。最后是第六步，学员重新开始操作，培训师对学员的能力进行评判。如果操作过程仍然不顺利，可能需要多次重复该六步法。

在"设置"阶段进行充分准备的同时采用六步法，培训师就不太需要接手

六步指导	与学员的对话
（1）停止	发出命令
（2）确认	要求学员告诉你他们在做什么
（3）解释	你认为停止的原因是什么？学员需要思考正在发生什么事情
（4）指导	告诉他们你想要他们做什么
（5）检查	要求他们告诉你他们现在要做什么
（6）评判	学员可以继续了吗？继续操作

图12.3　避免接手操作的6步法

操作，学员也更有可能从培训课程中受益。

手术后："关闭"或反馈

反馈是训练的一个重要部分[21]。首先主要是反思刚刚完成的操作，并制定在将来操作中可以改进的学习目标。

对于精神运动技能的学习，反馈被认为是有效训练的基础，是实践以外最重要的变量之一[21]。

两种反馈[22]：

（1）并发反馈：指在操作过程中获得的反馈，在上一节已有涉及（操作表现提升指令）。

（2）终端反馈：指任务完成后获得的反馈。在模拟外科培训中，终端反馈作为学习工具的使用潜力是重要的，与并发反馈相比其学习效果更好。临床环境下，终端反馈失去了市场，这主要基于患者安全考虑，不允许操作中出现错误。

LAPCO TT的反馈模型

在本书第五章中已讨论了很多提供反馈的方法，然而在这里我们将检测LAPCO TT项目所采用的模型。反馈可以在一个单独操作、手术列表、培训课程之后进行。虽然经常由于工作压力而忽视反馈，但是这是总结和提炼培训课程，从而提高操作表现的一个重要机会。

实现这一目标的手段是从培训师和学员共同分享心得开始的，以更好地理解操作如何进行。通常由培训师向学员提出这样的问题："你觉得怎么样了？"这可以让学员说出对自己表现的自我评价，培训师也能审视学员的观点是否与他们对学员的想法一致。接下来通常是对培训师的观点进行探讨："是的，我同意，这样做很顺利。"然后，培训师要求学员反思困难的地方，让他们分析并确定原因，提出学习目标和关键信息。在接下来的案例中他们只需要关注1~2个关键点。

为保证反馈有效，需要考虑的几个注意事项：

（1）反馈发生的客观环境。理想情况下这应当是安静和私密的，这样培训师和学员才可以进行坦诚的讨论且不会被别人听到。

（2）反馈环节应当是一个双向的过程，培训师和学员开放的讨论培训内容。此环节应当以培训师的发问开始，如"你觉得进展如何？"这有助于培训师和学员找到共同话题并达成共识。

（3）视频反馈可以用来分析操作的表现。视频反馈中一个关键方面是将学员的注意力引导到特定的操作表现，这些需要修改或纠正以获得提高。

（4）反馈的目的应该是为学员提供一个简单可理解的信息或学习目标，以提高后续的操作表现。

MAS的其他培训事宜

认知过载的干扰

人类执行手动任务的能力千差万别但都是有限度的[23]。每个人对任务越熟悉、越熟练，在额外感官刺激下维持操作表现的能力就越强。因此，可以预期新手在干扰时更容易受到影响。在手术室中出现的不必要的干扰有可能会降低学员的表现。其中以听觉方面的干扰较为常见，包括音乐、谈话、寻呼机和电话等，视觉方面的干扰包括在视野范围或者腹腔镜电视显示器前移动的人和物品。培训师比学员拥有更高的权威和情况感知能力（situational awareness），良好的培训师应该有效地控制手术室，以减少对学员的干扰因素。

评估和认证

这部分已在本书第十一章中进行了单独的讨论，本章主要关注用于LAPCO项目的评估工具，包括格式化和总结性工具。

格式化评价

在LAPCO项目内，已有一个名为全面评估量表（GAS）的定制评估工具来监控腹腔镜结直肠手术的进展和熟练程度[24]。这个格式化的工具将腹腔镜结直肠手术分为12步，在结束时立即由培训师和学员使用一个客观评分量表进行评价。此量表与许多其他的评估工具不同的地方在于，它使用具体的语句描述学员独立执行操作的程度，而不是诸如"好"或"表现不佳"等主观的评判性描述。每次训练案例结束后，将该表格用于结构化反馈，它可以明确弱点和长处，并追踪学员的学习进度。在英国，此量表已被LAPCO项目之外的外科学员采用，尤其是那些从事腹腔镜结直肠手术的专科医生和住院医生培训计划[25]。

总结性评估

　　总结性评估工具专为完成LAPCO项目的外科医生所开发。学员被要求提交两个分别展示右侧和左侧结肠切除术的DVD。腹腔镜能力评估工具（L-CAT）旨在提供一个客观标准的框架，以便于专家评委（盲法）进行客观评价[26]。在专业层面上，该工具的建构效度已经得以证实，通过此工具可区分专家和学员，也可以区分经过专家评估，哪些学员可以通过认证，而哪些不可以。

人为因素和培训

　　人为因素在其他章节里将会详细讨论（本书第十三章）。然而，培训培训师有关"人为因素"的内容，也是我们尝试理解和提升个体及团队在医疗事件中所扮演角色的过程，以减少不良事件的发生率。手术培训师，作为个体以及他们所工作的团队，其作用是复杂和多因素的。每个人在年轻时都会形成各自的内在性格。这些个性对于团队工作有着重要的影响。由于受许多因素的影响，个体的日常行为可能与其自然条件下的举止有所差别。选择和保持合适的行为，对于有效履行个人和集体的职业责任至关重要。在MAS中，团队功能的关键是有效的领导力和和同样有效的执行力（followership）。

　　影响团队功能有效性的人为因素如下[14]：

　　（1）交流——在安全至上的环境里进行专业管理和专业沟通。

　　（2）情势认知——经常错误理解什么是"正在进行"。

　　（3）风险管理——我们如何履行自己的责任来减少危险和损害。

　　（4）个性以及其对操作表现和团队工作的影响。

　　（5）人为因素反馈——将这些行为作为日常工作。

　　（6）管理过载和使用工具——在压力情况或极度危险的环境保持控制力，高效制作简报、汇报情况、交接工作和制定清单。

　　（7）领导、跟随和激励——我们对团队中的其他人的职业责任。

总结

　　与开放手术相比，MAS培训需要面对很多特殊的挑战：缺少触觉感知，缺少三维视觉空间意识，更多地依赖非惯用手，以及减少了依靠牵拉和抗牵拉来推进操作的能力。然而，MAS也有其独特的优势：放大和高清晰度的操作视野，未经过实际手术也可训练学员的潜能，以及记录操作视频为后续反馈和独立观摩提供便利的功能。正如所有外科培训一样，每个人对这一过程的关键因素都应牢记于心：即作为外科医生和培训师的意识能力、同情心、耐心、沟通能力、领导力、组织能力、情况感知能力以及情商。结构化的、已被验证的以及可靠的格式化和总结性评估增强了操作后的反馈，无论学员个人还是集体，均能够实实在在地观察其操作技能水准不断上升的过程。

LAPCO（一个从操作表现管理模型转变而来，针对腹腔镜结直肠手术的国家培训项目）中获得的经验教训，是可以应用到任何医疗系统或地区，以及MAS的任何领域。

参考文献

[1] Kligman M. Training considerations for laparoscopic bariatric surgery. In：National Institutes of Health，National Library of Medicine. Minimally Invasive Surgery Training：Theories，Models，Outcomes. Online book. http：//mastri.umm.edu/NIH-Book/training_bariatric. html. Accessed May 2013.

[2] Bristol Royal Infirmary Inquiry [Internet]. Learning from Bristol：The report of the public inquiry into children's heart surgery at the Bristol Royal Infirmary 1984-1995. Command paper：CM 5207，BRII；2001. http：//www.bristol-inquiry.org.uk/final_report/the_report. pdf. Accessed 5 Mar 2013.

[3] Deziel DJ，Millikan KW，Economou SG，Doolas A，Ko ST，Airan MC. Complications of lapa-roscopic cholecystectomy：a national survey of 4，292 hospitals and an analysis of 77，604 cases. Am J Surg. 1993；165：9-14.

[4] Moore MJ，Bennett CL. The learning curve for laparoscopic cholecystectomy：The Southern Surgeons Club. Am J Surg. 1995；170：55-59.

[5] Kumar U，Gill IS. Learning curve in human laparoscopic surgery. Curr Urol Rep. 2006；7：120-124.

[6] Secin FP，Savage C，Abbou C，de La Taille A，Salomon L，Rassweiler J，Hruza M，Rozet F，Cathelineau X，Janetschek J，Nassar F，Turk I，Vanni AJ，Gill IS，Koenig P，Kaouk JH，Pineiro LM，Pansadoro V，Emiliozzi P，Bjartell A，Jiborn T，Eden C，Richards AJ，Van Velthoven R，Stolzenburg J-U，Rabenalt R，Su L-M，Pavlovich CP，Levinson AW，Touijer KA，Vickers A，Guillonneau B. The learning curve for laparoscopic radical prostatectomy：an international multicenter study. J Urol. 2010；184：2291-2296.

[7] Gowande AA. Creating the educated surgeon in the 21st century. Am J Surg. 2001；181：551-556.

[8] van Sickle KR，Gallagher AG，Smith CD. The effect of escalating feedback on the acquisition of psychomotor skills for laparoscopy. Surg Endosc. 2007；21：220-224.

[9] American Board of Surgery，available at http：//www.absurgery.org/default.jsp?certgsqe_resas-sess. Last accessed 14 July 2014.

[10] Larson JL，Williams RG，Ketchum J，Boehler ML，Dunnington GL. Feasibility，reliability and validity of an operative performance rating system for evaluating surgery residents. Surgery. 2005；138(4)：640-647.

[11] Intercollegiate Surgical Curriculum Project，available at：https：//www.iscp.ac.uk. Last accessed 14 July 2014.

[12] Siu J，Maran N，Paterson-Brown S. Observation of behavioural markers of non-technical skills in the operating room and their relationship to intra-operative incidents. Surgeon. 2014 Jul 9.

pii: S1479-666X(14)00075-4.

[13] McCrory B, LaGrange CA, Hallbeck M. Quality and safety of minimally invasive surgery: past, present, and future. Biomed Eng Comput Biol. 2014; 6: 1-11.

[14] Flin R, O'Connor P, Crichton M. Safety at the Sharp End: a guide to non-technical skills. Aldershot: Ashgate Publishing Limited; 2008.

[15] Miskovic D, Wyles SM, Ni M, Darzi AW, Hanna GB. Systematic review on mentoring and simulation in laparoscopic colorectal surgery. Ann Surg. 2010; 252(6): 943-951.

[16] Steinert Y, Mann K, Centeno A, et al. A systematic review of faculty development initiatives designed to improve teaching effectiveness in medical education: BEME Guide No. 8. Med Teach. 2006; 28(6): 497-526. doi: 10.1080/01421590600902976.

[17] Joint Advisory Group on GI Endoscopy. Secondary Joint Advisory Group on GI Endoscopy JAG Endoscopy Training System. http://www.jets.nhs.uk/.

[18] Mackenzie H, Cuming T, Miskovic D, Wyles S, Langsford L, Valori R, Hanna GB, Coleman MG, Francis N. Design, delivery and validation of a training the trainer curriculum of in the English National Laparoscopic Colorectal Training Programme in England. Ann Surg. 2013; 261(1): 149-156.

[19] Barnes RW. Surgical handcraft: teaching and learning surgical skills. Am J Surg. 1987; 157: 422-427.

[20] Peyton J. The learning cycle. In: Peyton J, editor. Teaching and learning in medical practice. 1st ed. Guildford: Manticore Europe Limited; 1998. p. 1-12.

[21] Ende J. Feedback in clinical medical education. JAMA. 1983; 250: 777-781.

[22] Swinnen SP. Information feedback for motor skill learning: a review. In: Zelaznik N, editor. Advances in motor learning and control. Champaign: Human Kinetics press; 1996. p. 37-66.

[23] Coderre S, Anderson J, Rostom A, Mclaughlin K. Training the endoscopy trainer: from general principles to specific concepts. Can J Gastroenterol. 2010; 24(12): 700-704.

[24] Miskovic D, Wyles SM, Carter F, Coleman MG, Hanna GB. Development, validation and implementation of a monitoring tool for training in laparoscopic colorectal surgery in the English National Training Program. Surg Endosc. 2011; 25(4): 1136-1142.

[25] Mackenzie H, Miskovic D, Ni M, Parvaiz A, Acheson AG, Jenkins JT, Griffith J, Coleman MG, Hanna GB. Clinical and educational proficiency gain of supervised laparoscopic colorectal surgical trainees. Surg Endosc. 2013; 27(8): 2704-2711.

[26] Miskovic D, Ni M, Wyles SM, Kennedy RH, Francis NK, Parvaiz A, Cunningham C, Rockall TA, Gudgeon AM, Coleman MG, Hanna GB. National Training Programme in Laparoscopic Colorectal Surgery in England. Is competency assessment at the specialist level achievable? A study for the national training programme in laparoscopic colorectal surgery in England. Ann Surg. 2013; 257(3): 476-482.

第十三章　微创外科培训中的人为因素：认真负责、训练有素的外科医生是如何犯错的

Rob Bethune and Nader Francis

引言

　　根据原英国国家患者安全机构估计，在英格兰大约有300万人次在国家医疗服务体系下的医院住院治疗，其中约30万人次会涉及医疗失误，并且有3万名患者因此死亡[1]。这一数字比每年因乳腺癌、前列腺癌和结直肠癌而导致死亡的总人数还要多，因此这是一个很严重的问题[1]。绝大多数的死亡病例与人为因素和监管系统有关。因此，为了降低出错的几率，减轻对患者的伤害，我们必须关注人为失误，并努力提高外科医生对这些失误的认识。

　　外科手术事故几乎占医院不良事件的50%和死亡案例的13%，而其中大约40%发生在手术室内[2]。许多有关外科患者不良事件的评估，几乎一致得出了"人为因素的发生率为20%"这一结论[3-4]。这意味着在五分之一的患者的治疗中出现了人为失误，并导致某种损害，其中约4%造成了严重后果以致患者死亡。我们的问题是，如果外科医生已经被培训到一个非常高的标准（事实如此），从而具有从事最困难的MAS的技能和知识（或医学的任何方面），那为什么仍会有如此多的错误发生呢？答案来自于对错误的进一步分析。通过回顾相关错误产生的原因后发现，只有6%的案例与缺乏相应的知识和技能相关[4]。通过在本书其余部分详细介绍的多种训练技能，可保证未来医生具备临床所需要的必备技能。那么其他94%的不良事件呢？绝大多数（73%）将会与本书其余篇章所介绍的人为因素相关，余下20%与极有可能导致错误的管理组织系

统相关（如在非专业病房收治患者，输液瓶与其他试剂瓶混淆等）[5-6]。尽管MAS使患者获益显著，但同时手术环境给外科医生带来了潜在的生理和精神压力，从而使得人为失误的风险增加[6]。

本章中人为因素的重要性将会以案例的方式展开。本章还会介绍构成人为因素的各种元素，以及探讨通过何种训练方式能使外科医生的手术过程更为安全。

故事1——关于等级制度的危险

一个外科医生正在实施腹腔镜乙状结肠切除术，切除远端乙状结肠上一个恶变的息肉。由于肿物没有清楚的标记，所以外科医生通过术中结肠镜来确定肿物的位置。他使用电刀在浆膜面做了标记。游离结肠和离断血管后，他准备切除肠管，并将吻合器放置在他所做标记的近端。护士小声说她认为吻合器放错了位置，但外科医生并没有留意这个建议，继续切除了肠管。护士认为自己不应再说什么，毕竟外科医生一般来说总是正确的。术后经组织学检查发现，切除线显然是穿过了息肉，患者不得不返回手术室再次手术。

人为因素

术语"人为因素"（或称为非技术技能）涉及到各种各样的领域：交流、团队协作和领导力、制定决策、情况感知、压力和疲倦[7]。这些特征贯穿人类的所有行为。直到最近，与此相关的科学研究多来自于医学之外的领域，主要是航空和军事领域。

沟通

在人为因素的各个领域里，沟通是最重要的，沟通不畅也是大多数错误产生的最主要因素[8]。对此观点不存在争议，外科医生们也很清楚，良好的沟通对患者的医疗质量至关重要[9]。尽管如此，在本科和研究生课程中很少强调专业性的交流。医疗行业的沟通方式往往是非正式的，重要信息都以随意的方式进行传递，不可能不犯错误。当对手术室表现进行评估时，至少30%的沟通事件会导致失误明显影响系统进程，包括低效率、团队紧张、资源浪费、延迟和操作错误[8,10-11]。

结构化正式的沟通使患者获得更好更安全的医疗服务[12]。对此，最近有两个例子，分别是WHO核查清单（表13.1）和SBAR工具（表13.2）。这两个系统

表13.1　WHO手术安全核查清单

Atul Gawande和他的同事试用了现在已经成为WHO手术安全核查清单的内容。他们的干预措施包括团队培训和使用术前通气会。这项研究是在4个发展中国家和4个发达国家的医院进行的。他们观察了7 000例手术，其中一半是在引入该制度之前，一半是在引入之后。使用核查清单以后，并发症发生率减少了46%，发病率减少了36%。这两个结果都具有统计学意义。这项研究被写成了一篇论文，发表在2009年的《新英格兰医学杂志》。该核查清单在英国的NHS已被强制执行。但在大多数情况下，当实施核查清单的时候，并没有像前述研究那样对手术团队加以培训。因此，单独使用核查清单，或许并不会出现试验中所观察到的那样对患者存在显著的益处。

表13.2　SBAR沟通工具

开发SBAR工具是为了规范沟通的形式，以便将信息发送者的意图准确无误地传送给接收者。它由四个部分组成：
S——情况（Situation）
简要概述患者的当前状态（"Y先生心动过速，大汗淋漓。"）
B——背景（Background）
到目前为止发生了什么事？（"Y先生既往体健，今天上午接受了右半结肠癌根治术。"）
A——评估（Assessment）
现在的状态（"他的心率130次/分，血压110/80 mmHg。我认为他已经休克并已经接受了2 000 mL的液体治疗"）
R——推荐（Recommendation）
信息发送者想要接收者做什么（您可以马上来7A病房吗，我认为他正在出血，需要马上手术。）

均源自航空工业，它们已被证实可以减少失误，从而减少坠机和死亡人数。像这样的正式沟通在医疗领域非常重要，但被广泛采用尚有难度。在英国，大多数医院在围术期使用世界卫生组织推出的外科手术安全核对清单，但这些核查通常都没有到位，并未实现其全部益处[13]。

故事2——小医生制止了大错误

一位顾问医生正在指导学员实施腹腔镜阑尾切除术。患者的血液常规检查显示，炎症指标显著上升，最初腹腔镜探查也显示盆腔有大量浑浊液体，然而阑尾仅呈轻度炎症改变。学员在指导下实施了阑尾切除术。随后顾问医生（因为考虑到将接台的一例复杂的剖腹手术而心不在焉）告诉学员冲洗后关腹。学员对这个决定提出了质疑，他说他并不满意用术中阑尾的情况来解释血液检查结果和大量混浊腹水。顾问医生倾听着学员的意见，并接受了他的建议。接下来他们沿着小肠继续检查，最终发现了真正的病灶——一个穿孔的美克尔憩室。

术前通气会和总结也已经成为手术室的惯例。这些会议将会讨论这一天中的重要问题，从而提高效率和安全性，同等重要的是这能够影响通常存在于手术室内的森严的等级关系[14-15]。尽管最初对于实施术前讨论制度有过显著的抵触，但团队成员一旦熟悉这一环节并获得切实的好处后，术前讨论就成为了大多数手术的核心部分之一。

团队工作和领导力

医疗工作中没有任何事情只需要由一个人单独完成，工作是在团队中完成的。因此，团队如何运作对于患者管理的质量和安全来说至关重要[16]。外科医生在多个团队里工作，在手术室、重症监护病房、外科病房和门诊。团队成员需要相互支持，解决纷争，交换信息和相互协调[7]。当我们分析成功的团队时就可以发现，除外一些常见因素，团队成功不能缺少的一个潜在因素是团队成员间拥有良好的人际关系。没有和谐的团队氛围，成员的工作状态就永远不会达到最佳。这并不是说每个人都要虚情假意，而是说如果团队成员间没有相互尊重，那么整个团队就要出现问题。

人际关系的重要性不言而喻，所以应当努力维持其处于良好的状态。术前讨论做得好的话对此也有帮助。每个人都必须发出自己声音，感觉到自己的贡献。富有成效的术前讨论开始时，所有成员应该介绍自己，通过大声地说出自己的名字，让他们变得更加融洽，当遇到问题时就更加容易表达自己的看法。

领导力也是至关重要的，领导不仅要对手头工作作出明确的指示，同时也要确保权力梯度保持在最低限度。毫无疑问，一个团队需要一个领导人拥有作出最后决定的权威，但是围绕它的层次结构需要保持在最低限度。严苛的权力等级会带来两个问题。最明显和最危险的是，如果在底层的人们觉得他们不能发声时，他们就不会提出潜在的安全问题引起团队的注意。这导致了许多引起患者伤害和死亡的事件。故事1和故事2就展示了等级制度的影响。在第一个故事中，护士非常清楚外科医生正在切除错误的肠管，但当她小声提醒一次后觉得不应再提起此事。在第二个故事中，扁平型等级制度允许低年资医生讲话，防止了潜在的灾难性错误的发生。手术室团队有许多人，如果他们都觉得自己对作出决策和避免错误可以贡献力量，那么患者就会更加安全。

鲜为人知的是权力对领导者的影响。许多行为科学实验证实，如果某人在等级制度的顶端，他们去理解和同情下级的能力就会退减[17-18]。因此随着某人在等级制度中位置的提升，其采纳最佳决策的能力就会下降。

情势感知（Situational Awareness）和决策

情势感知是了解你周围发生了什么的一种简单行为，并了解未来可能会如何变化。团队的所有成员对正在发生的事情有着共同理解是非常重要的，因为他们共享相同的情势感知。但在手术室通常不是这样的。另外一种情况是，术前讨论有助于确保团队的所有成员对周围环境有相同的认知。

故事3——一个致命的诊断错误

一天早上，非洲东部一家农村医院的值班外科医生被叫起来。消息（这是手工传送的，当地没有传呼机）称，一位65岁的男性患者发生了尿潴留，但夜班护士不能导尿。大约早上五点钟，值班医生赶到，简要回顾了病史。在医院就诊的患者中，良性前列腺增生（BPH）所致的尿潴留是一个常见的诊断。医生尝试给患者导尿，但没有导出任何尿液。硬头导尿管被锁在手术室，这样的话需要叫醒值班的手术室团队去开门。由于患者看起来还比较轻松，于是医生决定先给他一些镇痛药物，然后等到八点手术室上班时再解决导尿管的问题。这时距离上班还剩下两个半小时。

当患者被带到手术室时，医生立刻意识到患者已经休克了，于是马上开始心肺复苏，但最终没有成功，患者去逝了。医生在复苏期间发现，良性前列腺增生的诊断显然是错误的，实际上患者是乙状结肠扭转和急性肾功能衰竭（因此导尿管无尿）。

情势感知形成了决策过程最开始的部分。一旦个人或团队获得了信息，就可以设计接下来的一系列潜在选项，其中一个将被选中成为计划。故事3中外科医生错误地评估了情势，他的情势感知是错误的，因此他的决策导致了致命的损害。为什么他会作出错误的评判？这里有许多人为因素在起做用，但最重要的是常见的医学管状视野（tunnel vision）倾向。外科医生给出了诊断——继发于良性前列腺增生的尿潴留。努力去适应自己先入为主的看法，这是人类自然的倾向。新的信息是否被接纳，取决于它与原有想法的符合程度，这就是所谓构象偏见（conformational bias）。在这种情况下，外科医生注意到符合他诊断的那些事实：下腹痛、尿管中无尿，患者也符合BPH的人口学特征。可是他忽略了，或者没有留意一些不符合诊断的事实：低血压、心动过速、腹部膨隆，以及导尿管插入非常顺利这一事实。当天早些时候他还（正确）处理过一个BPH的患者，这种根据近期看到的情况作出诊断的意向，被称为可利用性法则（availability heuristic）。

我们以两种截然不同的方式作出决定1型（快）和2型（慢）。经典的医学诊断属于2型或慢思维模式。这是在进行查体和辅助检查之前，对信息加以倾向性和逻辑性分析，并进行一系列鉴别，从而将各种选项缩小到一个最可能的诊断。这个系统的方法是所有医生曾经（而且目前仍然继续）在医学院所学习的。然而，现实情况是大部分医生把时间花在1型上，或快速思维。这是有经验的医生当看到一个患者但信息量很少时使用的直觉或第一感觉。他们得出的快速判断往往是正确的，能够允许他们在很短时间内制定许多决策和接诊很多患者。快速思维的问题在于，由于人为造成的大量认知偏倚，更容易产生错误。显然在故事3中的外科医生是采用1型模式进行思考。快速思维本质上是提供及时的医疗服务，应当继续，但临床医生更需要意识到认知偏倚的重大影响。

压力、疲劳和分心

在故事3中，产生致命错误的另一个重要因素是疲劳。这位外科医生早晨五点被叫起床，他每隔2 d便有1 d负责产科和普外科的值班，涵盖200万人口，长期下来疲惫不堪。当外科医生疲惫时他们更容易犯错误，这是一个简单的事实。当他们疲劳时，除了认识到这一点，并将问题与团队的其他成员沟通以便他们知晓，并且尽量避免困难的决定以外，没有什么可以改变它。在英国，17个小时不睡觉（夜班）后，决策和操作能力相当于在超过法定酒精限量的状态下开车。这种情况显然与高级别腹腔镜手术有关，例如为接受过新辅助放化疗的肥胖男性进行腹腔镜直肠手术。当外科医生完成了第一部分的操作时（解剖血管蒂和游离脾曲），他/她的专注度和注意力水平都会不可避免地下降。然后，外科医生面临着手术中最具挑战性的部分，即从狭小、深在骨盆中安全的移除直肠癌肿，同时不影响标本的肿瘤学质量和盆底神经功能。这一刻外科医生需要休息以减少出错的机会，要么短暂休息（离开无菌区域和快速饮水），要么交给另一位能力相当的医生处理。因为MAS被应用于更加复杂和长时间的手术，这种双操作（dual operating）的概念可能会出现得越来越频繁。

故事4——分心的危险

一个新晋的外科顾问医师正在实施腔镜食管切除术的胃食管吻合。这是手术中对技术要求非常高的一个部分。正当手术医生对吻合口的后壁进行缝合的时候，一位资深的顾问医师把头探进门（在手术医生后面），了解手术进展是否顺利。两位医生简短交谈后，手术医生继续缝合。在交谈中，缝线脱落了，下一针进针时便被锁死了（线交叉以免被拉紧）。医生不得不拆开线结（这也是困难重重）重新吻合。3 d后，刚好在那个位置出现吻合口瘘，患者不得不返回手术室接受食管造口术。

压力和分心也会降低我们的认知能力。这对每个人来说都是显而易见的，但尤其与外科培训的某些具体问题相关。如果一个外科学员既要处理病房患者，又要到手术室参加手术，那么他/她学习的能力就会下降。一次繁忙的查房有许多问题和任务需要解决，然后想要学员们把这些事情完全抛诸脑后是不可能的，因此他们会被分心。这是所谓的双系统干扰，在医疗领域这是一个重要的问题。在手术室，另一个常见的例子是噪音干扰。在故事4中，手术医生在手术的关键部分注意力被分散。尽管后来发生的吻合口瘘不能完全归咎于"打岔"，但它有可能对此产生了影响。与人为因素的其他方面相比，在手术室里减少分心应该是一个比较容易改善的情况。例如，当手术进行时不允许手术室员工带使用手机，以及在手术进行到关键部分时不允许任何人进入手术室。

双重任务的干扰和培训

所有人都具有执行认知和手动任务的能力，虽然这种能力千差万别，但是却都是有限度的。当执行手动任务时，如果操作者有很重的认知负担，那么手动性能就会下降。三心二意的人是做不好事情的。任务越熟悉，个人练习越多，在存在额外感官刺激时维持操作表现出来的能力就越强。因此新手和学员比专家更容易受到外部干扰影响，然而，专家也不能幸免。干扰包括声音干扰，例如音乐、谈话、无线寻呼机和电话，视觉干扰包括在视野中移动的人或物品。分散精力的影响取决于需要解决它所花费精力的多寡。安静的音乐就不如面向操作者直接提问影响大。培训师应有效地控制手术室环境，以减少学员操作时受到干扰和分心。

我们如何更加安全地训练外科医生

人为因素是人类的内在弱点，因此他们像错误本身一样是不可能消除的。问题是，如何训练外科医生少犯错误，以及如何设计出更难出错的系统呢？

航空业的教训

故事5——世界上最严重的航空事故

1977年的一天，在特纳里夫岛[译者注：特纳里夫岛（Tenerife）是西班牙加那利群岛中最大的一个岛屿，位于近非洲海岸的北大西洋中，是著名的旅游胜地]，浓雾中，两架波音747客机正在跑道上滑行。荷兰皇家航空公司（KLM）航班的机长（机组中最有经验的飞行员）认为他听到了空管员说跑道清空可以起飞，但实际上他仅仅被询问是否已经作好起飞准备。另一架泛美航空公司（Pam Am）航班仍然处于主跑道上，并告诉空中交通管制员跑道尚未清空。尽管KLM航班上的飞行工程师询问机长"跑道是不是还没有清空"，但机长断然否决了这个疑问，继续起飞。两架飞机在跑道上相撞导致583人死亡。（译者注：1977年3月27日，两架波音747客机在西班牙加那利群岛的特纳里夫机场跑道上相撞，导致583人死亡，这是有史以来最为惨重的一起航空事故。事故的直接原因是荷兰皇家航空公司KLM4805航班在大雾掩盖的跑道上高速起飞时，与停留在跑道上的泛美航空公司PA1736航班相撞。结果造成KLM航班上234名乘客与14名机组成员全部丧生。PA航班上共有382名乘客与14名机组成员，其中326名乘客与9名机组成员死亡。）

　　在1970年代，航空业出现了一系列重大安全事故，其中就包括上述这起由人为错误所致而非设备故障而引发的事故[15]。作为应对措施，该行业实施了一个名为机组资源管理（CRM）培训的项目。这是一个综合的方案，所有机组成员、飞行员和乘务员都要接受人为因素的培训。通过一系列讲座、研讨会和模拟器训练，所有工作人员都需要展示沟通和团队合作的能力，并进行评估。这成为一个强制性要求，航空公司的员工现在每年都要进行培训和评估。那些不愿意接受这种新型的扁平化层级制度和文化的员工（特别是高级飞行员）将遭到解雇，虽然在实践中很少发生这种情况。其结果就是，经过全行业十年来的努力，与人为错误有关的事故和死亡人数大幅下降。除了个人和团队训练，航空行业实施了一系列制度改革，使得错误更加难以发生。其中大部分与进行正式通气会，总结和核查清单有关。故事5显示出1970年代航空业内的等级制度如此之森严。与故事1类似的是，飞行工程师向机长询问了无线电信息，但机长没有注意到这一点，而工程师也不觉得应该继续质疑他的上级。作为后续调查的结果，飞行员和空中交通管制员使用的语言变得更加标准化，以减少类似混乱发生的机会。"起飞"一词，除了飞机获准可以起飞之外，其他情况都被禁止使用。如果当初做到了这些，特里纳夫空难很有可能就不会发生。目前，这种标准化语言在医疗领域并不统一，使患者面临因沟通失误而遭受损害可能性。表13.2介绍了用于交接的SBAR格式，这是在医疗领域开始使用标准化沟通的一个例子。

医疗行业的团队训练

　　为了复制航空行业的巨大进步，仿效CRM实例，多种团队培训系统被开发出来。它们采用多种形式，包括有关人为因素的正式教学和模拟训练。许多不同类型的训练项目得以开发，同时也开发出多种用以评估人为因素的工具[19-20]。但是迄今为止，这些方案都没有在医疗行业中得到足够广泛的应用，也没有证明它和CRM航空公司培训一样有效。

使用最广泛的方案是来自美国的团队STEPPS计划。这个项目是由美国国防部和卫生保健研究和质量局联合开发。在医院内展开一系列不同级别的人为因素训练。针对为一小批骨干进行为期2 d的详细培训课程，他们将继续开展其他阶段的培训。之后所有临床工作人员接受4~6 h的科室内培训，然后所有非临床辅助人员接受2 h的培训。团队STEPPS已经得到多种研究的评估，结果均表明团队协作表现有所改善[21-22]。但仍没有研究显示，这样可以使患者获得更安全、更有效的医疗服务。

在塞文河医院（Severn Deanery，英国布里斯托尔），所有外科学员都要使用基于模拟的培训，接受一整天的人为因素培训课程。先将每个模块介绍给大家，然后在模拟病房里进行模拟会话，多数学员在单向玻璃镜后观看，其他人则积极参与模拟演示。通过模拟再现人为因素的各个方面，例如造成分心以引发错误。模拟的使用增强了训练的真实性。

培训通气会（Briefings）

术前通气会对于患者和手术团队的影响是明显的。除此之外，通气会也是帮助学员学习的一个非常有用的工具。在NHS信托基金会的布里斯托尔大学医院，进行过一个有关培训通气会的试验[23]。在培训通气会中，由负责培训的外科医生向学员明确他们将要做的那一部分操作。例如，在讲述腹腔镜直肠前切除手术时，他们可能会说"初级学员可以获得进腹的机会，之后由更高级学员实施左半结肠的游离，包括脾曲，然后外科顾问医师进行直肠解剖。"这种培训通气会可以鼓励学员和培训师间进行对话，有助于保证特定培训需求得到满足，并使培训进步与外科课程相协调。此外，无论手术多么复杂，它都为学员提供了一个在手术室环境中清晰而真实的角色，消除了他们被排除在"做"任何操作之外的担忧。培训通气会也为手术室团队提供了一个清晰的计划。总的来说，与那些顾问医师同事相比，学员需要更长时间来完成操作的任何方面，这会给负责管理手术排班及物品的工作人员带来困难。将操作分成若干小的部分，可以很大程度地改善这个问题。此外，培训通气会还应包括一项策略，界定那些需要由培训师接手的情况。这样，不仅有助于手术室员工，也对学员有益，因为它不会被视作操作失败，而是一次可预期和预测的事件[23]。

总结：学习和提高的关键

在手术室工作列表结尾的总结，既是手术日最重要的沟通活动之一，同时也是做得最不尽如人意的一个。在作者既往的经历中，很少在手术室工作列表后加上总结。究其原因，主要包括时间压力和缺少对其重要性的认识。总结是一个团队共同学习和提高的时机，我们却错失良机。在总结中，团队可以讨论当天的表现。这通常由团队中的一位资深成员主持，提出当天手术中可以改进的一些方面，并讨论可能采用的那些方法（例如，外科医生因为某些可预想到的原因改变当天的顺序）。这样可以鼓励其他人讲出自己需要改进的地方。这种会议很大程度上应该是正面的，当人们对自己的错误进行自我批评时才能达到最佳效果。但如果它变成了一个相互批评或指责的会议，那么这种总结可能对人际关系（这是支撑任何成功团队的基础）产生负面影响。

前进的道路

世界正在处于变化之中。事实上，在一本关于微创外科手术技能培训的手册中专门有一章用来讲有关人类因素的种种问题，说明这个领域已经有了很大的进展。5年前，人们还很少在医学和外科领域谈论人为因素，当然也很少有与医疗有关的培训项目。所有的外科医生，最好是其所工作的团队，都需要接受人为因素相关的培训。通过这样的培训，每天发生的患者死亡和不良事件将有所减少，从而可以为患者提供更加安全和有效的医疗服务。

参考文献

[1] Mortality Statistics, Office of National Statistics. 2008.

[2] Tang B, Hanna GB, Joice P, Cuschieri A. Identification and categorization of technical errors by Observational Clinical Human Reliability Assessment (OCHRA) during laparoscopic cholecystectomy. Arch Surg. 2004; 139(11): 1215-1220.

[3] Kable AK, Gibberd RW, Spigelman AD. Adverse events in surgical patients in Australia. Int J Qual Health Care. 2002; 14(4): 269-276.

[4] van Wagtendonk I, Smits M, Merten H, Heetveld MJ, Wagner C. Nature, causes and consequences of unintended events in surgical units. Br J Surg. 2010; 97(11): 1730-1740.

[5] Siu J, Maran N, Paterson-Brown S. Observation of behavioural markers of non-technical skills in the operating room and their relationship to intra-operative incidents. Surgeon. 2016;14(3):119-128.

[6] McCrory B, LaGrange CA, Hallbeck M. Quality and safety of minimally invasive surgery: past, present, and future. Biomed Eng Comput Biol. 2014; 6: 1-11.

[7] Flin R, O'Connor P, Crichton M. Safety at the Sharp End: a guide to non-technical skills. Burlington: Ashgate Publishing Limited, Surrey GU97PT, England; 2008.

[8] Gawande AA, Zinner MJ, Studdert DM, Brennan TA. Analysis of errors reported by surgeons at three teaching hospitals. Surgery. 2003; 133(6): 614-621.

[9] Baldwin PJ, Paisley AM, Brown SP. Consultant surgeons' opinion of the skills required of basic surgical trainees. Br J Surg. 1999; 86(8): 1078-1082.

[10] Christian CK, Gustafson ML, Roth EM, Sheridan TB, Gandhi TK, Dwyer K, et al. A prospec-tive study of patient safety in the operating room. Surgery. 2006; 139(2): 159-173.

[11] Lingard L, Espin S, Whyte S, Regehr G, Baker GR, Reznick R, et al. Communication failures in the operating room: an observational classifi cation of recurrent types and effects. Qual Saf Health Care. 2004; 13(5): 330-334.

[12] Haynes AB, Weiser TG, Berry WR, Lipsitz SR, Breizat AH, Dellinger EP, et al. A surgical safety checklist to reduce morbidity and mortality in a global population. N Engl J Med. 2009; 360(5): 491-499.

[13] Braaf S, Manias E, Riley R. The 'time-out' procedure: an institutional ethnography of how it is conducted in actual clinical practice. BMJ Qual Saf. 2013; 22(8): 647-655.

[14] Ali M, Osborne A, Bethune R, Pullyblank A. Preoperative surgical briefi ngs do not delay operating room start times and are popular with surgical team members. J Patient Saf. 2011; 7(3): 139-143.

[15] Bethune R, Sasirekha G, Sahu A, Cawthorn S, Pullyblank A. Use of briefi ngs and debriefi ngs as a tool in improving team work, effi ciency, and communication in the operating theatre. Postgrad Med J. 2011; 87(1027): 331-334.

[16] Cuschieri A. Nature of human error: implications for surgical practice. Ann Surg. 2006; 244(5): 642-648.

[17] Galinsky AD, Magee JC, Inesi ME, Gruenfeld DH. Power and perspectives not taken. Psychol Sci. 2006; 17(12): 1068-1074.

[18] Kraus M, Piff P, Keltner D. Social class as culture: the convergence of resources and rank in the social realm. Curr Direct Psychol Sci. 2011; 20: 246-250.

[19] McCulloch P, Mishra A, Handa A, Dale T, Hirst G, Catchpole K. The effects of aviation-style non-technical skills training on technical performance and outcome in the operating theatre. Qual Saf Health Care. 2009; 18(2): 109-115.

[20] Crossley J, Marriott J, Purdie H, Beard JD. Prospective observational study to evaluate NOTSS (Non-Technical Skills for Surgeons) for assessing trainees' non-technical performance in the operating theatre. Br J Surg. 2011; 98(7): 1010-1020.

[21] Meier AH, Boehler ML, McDowell CM, Schwind C, Markwell S, Roberts NK, et al. A surgi-cal simulation curriculum for senior medical students based on TeamSTEPPS. Arch Surg. 2012; 147(8): 761-766.

[22] Lisbon D, Allin D, Cleek C, Roop L, Brimacombe M, Downes C, et al. Improved knowledge, attitudes, and behaviors after implementation of TeamSTEPPS Training in an Academic Emergency Department: a pilot report. Am J Med Qual. 2016;31(1):86-90.

[23] Bethune R, Blencowe NS. The trainee's voice: recognising the importance of preoperative briefi ngs for surgical trainees. J Perioper Pract. 2014; 24(3): 56-58.

Translation from the English language edition:

Training in Minimal Access Surgery

edited by Nader Francis, Abe Fingerhut, Roberto Bergamaschi and Roger Motson

Copyright © Springer Science+Business Media New York 2015

This Springer imprint is published by Springer Nature

The registered company is Springer Science+Business Media LLC